冉先德

川派中医药名家系列丛书

钟 强 主编

中国中医药出版社

·北 京·

图书在版编目（CIP）数据

川派中医药名家系列丛书.冉先德/钟强主编.—北京：
中国中医药出版社，2022.8
ISBN 978-7-5132-6627-7

Ⅰ.①川… Ⅱ.①钟… Ⅲ.①冉先德—生平事迹 ②中医
临床—经验—中国—现代 Ⅳ.① K826.2 ② R249.7

中国版本图书馆 CIP 数据核字（2021）第 003949 号

中国中医药出版社出版

北京经济技术开发区科创十三街 31 号院二区 8 号楼
邮政编码　100176
传真　010-64405721
廊坊市祥丰印刷有限公司印刷
各地新华书店经销

开本 710×1000　1/16　印张 13.5　彩插 0.5　字数 224 千字
2022 年 8 月第 1 版　2022 年 8 月第 1 次印刷
书号　ISBN 978 - 7 - 5132 - 6627 - 7

定价　59.00 元
网址　www.cptcm.com

服 务 热 线　010-64405510
购 书 热 线　010-89535836
维 权 打 假　010-64405753

微信服务号　zgzyycbs
微商城网址　https：//kdt.im/LIdUGr
官 方 微 博　http：//e.weibo.com/cptcm
天猫旗舰店网址　https：//zgzyycbs.tmall.com

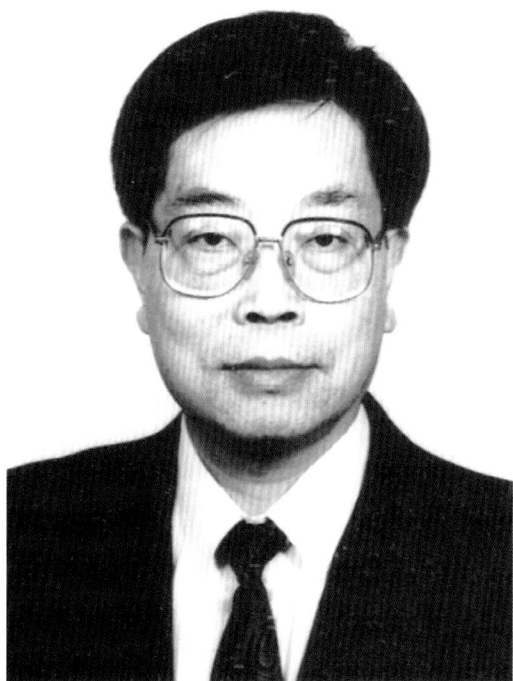

冉先德

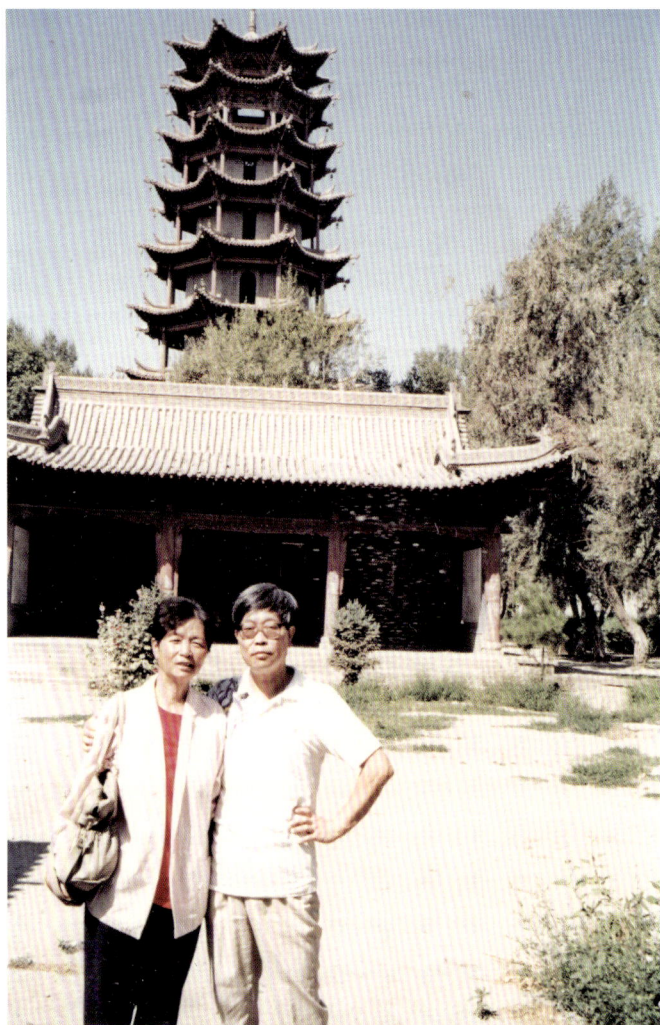

冉先德（右）与夫人瞿弦音（左）在一起

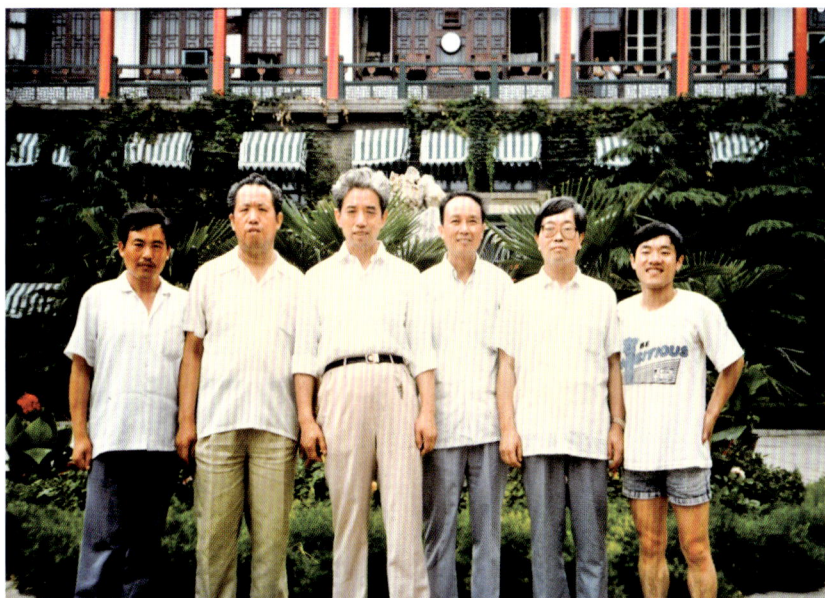

冉先德（右二）与薛伯寿（左三）等在一起

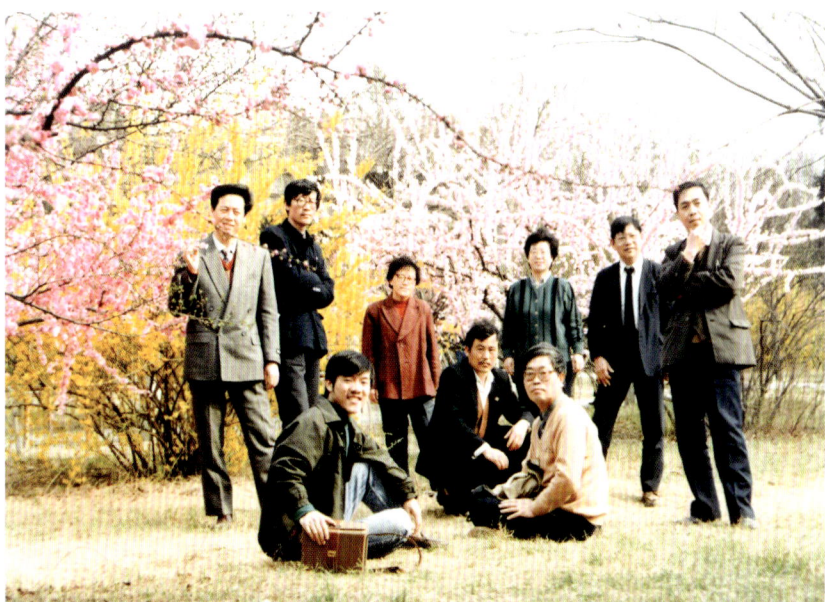

冉先德（前排右一）与弟子在外春游

冉先德著中华药海手稿

冉先德批注弟子手稿

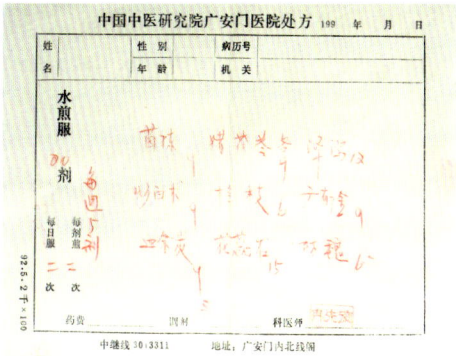

冉先德处方 1

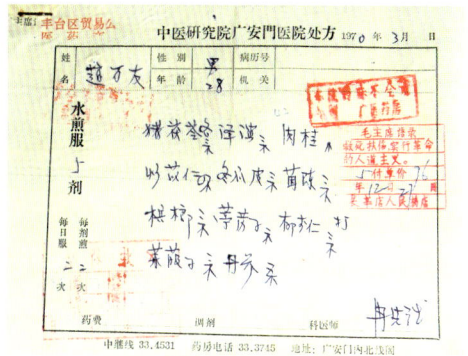

冉先德处方 2

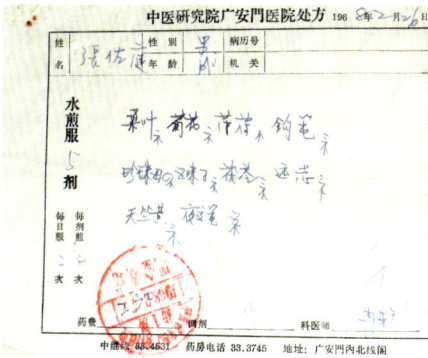

冉先德处方 3

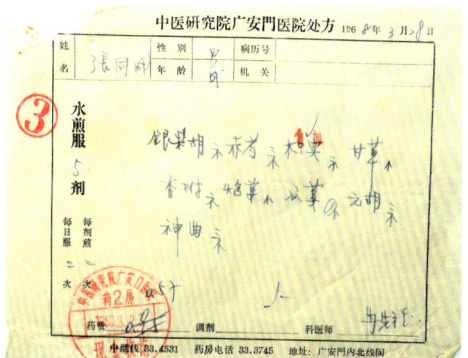

冉先德处方 4

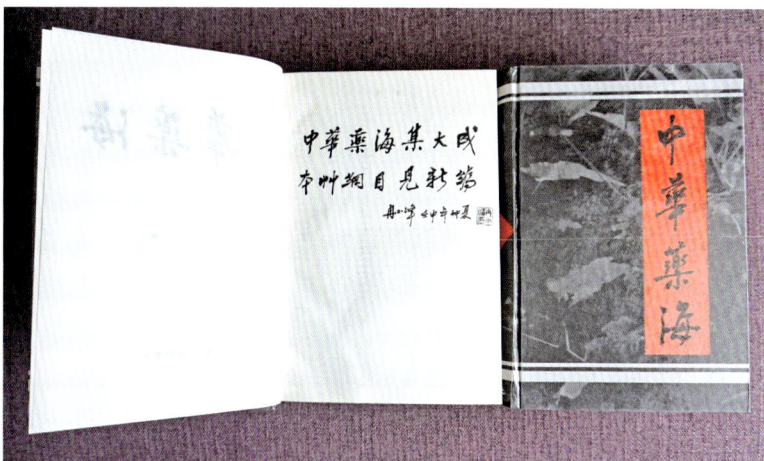

冉先德家藏《中华药海》

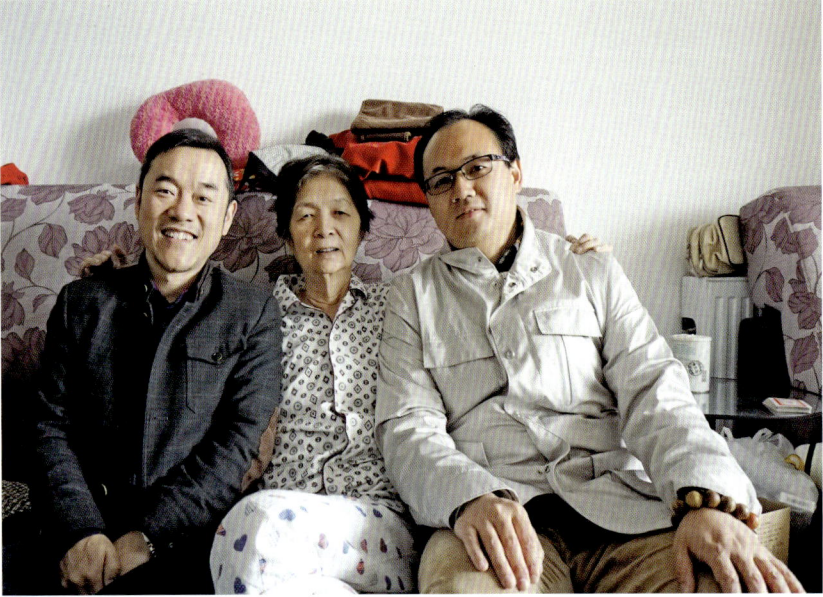

冉先德遗孀瞿弦音（中）与钟强主任（左一）在一起

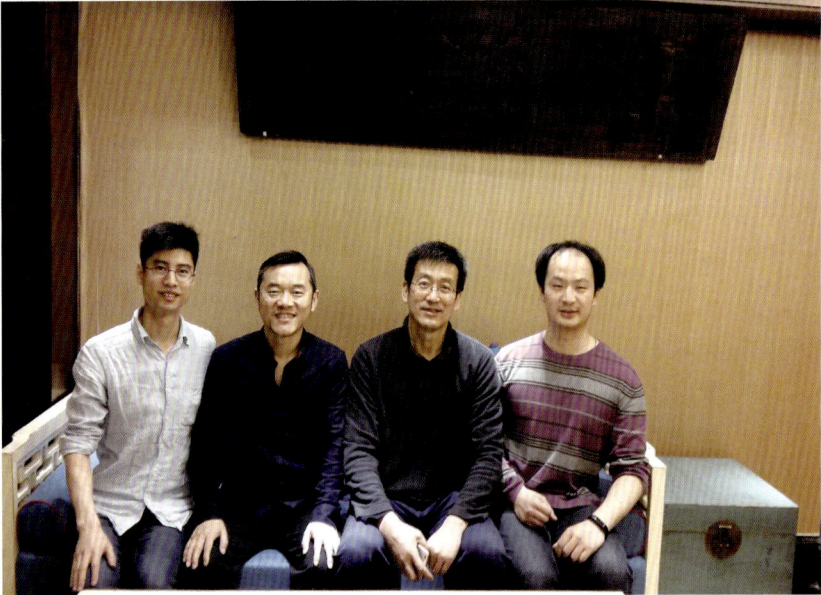

钟强主任（左二）与华华主任（右二）在一起

总序————加强文化建设，唱响川派中医

四川，雄踞我国西南，古称巴蜀。成都平原自古就有天府之国的美誉，天府之土，沃野千里，物华天宝，人杰地灵。

四川号称"中医之乡""中药之库"，巴蜀自古出名医、产中药。据历史文献记载，从汉代至清代，见诸文献记载的四川医家有 1000 余人，川派中医药影响医坛 2000 多年，历久弥新；川产道地药材享誉国内外，业内素有"无川（药）不成方"的赞誉。

医派纷呈　源远流长

经过特殊的自然、社会、文化的长期浸润和积淀，四川历代名医辈出，学术繁荣，医派纷呈，源远流长。

汉代以涪翁、程高、郭玉为代表的四川医家，奠定了古蜀针灸学派。涪翁为四川绵阳人，曾撰著《针经》，开巴蜀针灸先河，影响深远。郭玉为涪翁弟子，曾任汉代太医丞。1993 年，在四川绵阳双包山汉墓出土了最早的汉代针灸经脉漆人；2013 年，在成都老官山汉墓再次出土了汉代针灸漆人和 920 支医简，带有"心""肺"等线刻小字的人体经穴髹漆人像是我国考古史上的首次发现，应是我

国迄今发现的最早、最完整的经穴人体医学模型，其精美程度令人咋舌！这又一次证明了针灸学派在巴蜀有悠久的历史，影响深远。

四川山清水秀，名山大川遍布。道教的发祥地青城山、鹤鸣山就坐落在成都市。青城山、鹤鸣山是中国的道教名山，也是中国道教的发源地之一，自东汉以来历经近2000年，不仅传授道家的思想，道医的学术思想也因此启蒙产生。道家注重炼丹和养生，历代蜀医多受影响，一些道家也兼行医术，如晋代蜀医李常在、李八百，宋代皇甫坦，以及明代著名医家韩懋（号飞霞道人）等，可见丹道医学在四川影响之深远。

川人好美食，以麻、辣、鲜、香为特色的川菜享誉国内外。川人性喜自在休闲，养生学派也因此产生。长寿之神——彭祖，号称活了800岁，相传他经历了尧、舜、夏、商诸朝，据《华阳国志》载，"彭祖本生蜀""彭祖家其彭蒙"，由此推断，彭祖不但家在彭山，而且他晚年也落叶归根于此，死后葬于彭祖山。彭祖山坐落在眉山市彭山县。彭祖的长寿经验在于注意养生锻炼，他是我国气功的创始人，其健身法被后人写成"彭祖导引法"。他善烹饪之术，创制的"雉羹之道"被誉为"天下第一羹"，屈原在《楚辞·天问》中写道："彭铿斟雉，帝何飨？受寿永多，夫何久长？"这也反映了彭祖在推动我国饮食养生方面做出了重要贡献。五代至北宋初年，四川安岳人陈希夷，为著名的道教学者，著有《指玄篇》《胎息诀》《观空篇》《阴真君还丹歌注》等。他注重养生，强调内丹修炼法，将黄老的清静无为思想、道教修炼方术和儒家修养、佛教禅观会归一流，被后世尊称为"睡仙""陈抟老祖"。现安岳县有保存完整的明代陈抟墓，以及陈抟的《自赞铭》，这是全国独有的实物。

四川医家自古就重视中医脉学，成都老官山汉墓出土的汉代医简中就有《五色脉诊》（原有书名）一书，其余几部医简经初步整理暂定名为《敝昔医论》《脉死候》《六十病方》《病源》《经脉书》《诸病症候》《脉数》等。经学者初步考证推断这极有可能为扁鹊学派已经亡佚的经典书籍。扁鹊是脉学的倡导者，而此次出土的医书中脉学内容占有重要地位，一起出土的还有用于经脉教学的人体模型。唐代杜光庭著有脉学专著《玉函经》3卷，后世王鸿骥的《脉诀采真》、廖平的《脉学辑要评》、许宗正的《脉学启蒙》、张骥的《三世脉法》等，均为脉诊的发展做出了贡献。

昝殷，唐代四川成都人。昝氏精通医理，通晓药物学，擅长妇产科。唐大中年间，他将前人有关经、带、胎、产及产后诸症的经验效方及自己临证验方共378首，编成《经效产宝》3卷，是我国最早的妇产科专著。该书与北宋时期著名妇产科专家杨康侯（四川青神县人）编著的《十产论》等一批妇产科专论一起奠定了巴蜀妇产学派的基石。

宋代，以四川成都人唐慎微为代表撰著的《经史证类备急本草》，集宋代本草之大成，促进了本草学派的发展。宋代是巴蜀本草学派的繁荣发展时期，陈承的《重广补注神农本草并图经》，孟昶、韩保昇的《蜀本草》等，丰富、发展了本草学说，明代李时珍的《本草纲目》正是在此基础上产生的。

宋代也是巴蜀医家学术发展最活跃的时期。四川成都人、著名医家史崧献出了家藏的《灵枢》，校正并音释，名为《黄帝素问灵枢经》，由朝廷刊印颁行，为中医学发展做出了不可估量的贡献，可以说，没有史崧的奉献就没有完整的《黄帝内经》。虞庶撰著的《难经注》、杨康侯的《难经续演》，为医经学派的发展奠定了基础。

史堪，四川眉山人，为宋代政和年间进士，官至郡守，是宋代士人从医的代表人物之一，与当时的名医许叔微齐名，其著作《史载之方》为宋代重要的名家方书之一。同为四川眉山人的宋代大文豪苏东坡，也有《苏沈内翰良方》（又名《苏沈良方》）传世，是宋人根据苏轼所撰《苏学士方》和沈括所撰《良方》合编而成的中医方书。上述著作加之明代韩懋的《韩氏医通》等方书，一起成为巴蜀医方学派的代表。

四川盛产中药，川产道地药材久负盛名。以回阳救逆、破阴除寒的附子为代表的川产道地药材，既为中医治病提供了优良的药材，也孕育了以附子温阳为大法的扶阳学派。清末四川邛崃人郑钦安提出了中医扶阳理论，他的《医理真传》

《医法圆通》《伤寒恒论》为奠基之作，开创了以运用附、姜、桂为重点药物的温阳学派。

清代西学东渐，受西学影响，中西汇通学说开始萌芽。四川成都人唐宗海以敏锐的目光捕捉西学之长，融汇中西，撰著了《血证论》《中西汇通医经精义》《本草问答》《金匮要略浅注补正》《伤寒论浅注补正》，后人汇为《中西汇通医书五种》，成为"中西汇通"的第一种著作，这也是后来人们将主张中西医兼容思想的医家称为"中西医汇通派"的由来。

名医辈出　学术繁荣

中华人民共和国成立后，历经沧桑的中医药受到党和国家的高度重视，在教育、医疗、科研等方面齐头并进，一大批中医药大家焕发青春，在各自的领域里大显神通，中医药事业欣欣向荣。

四川中医教育的奠基人——李斯炽先生，在 1936 年创立了"中央国医馆四川分馆医学院"，简称"四川国医学院"。该院为国家批准的办学机构，虽属民办但带有官方性质。四川国医学院也是成都中医学院（现成都中医药大学）的前身，当时会集了一大批中医药的仁人志士，如内科专家李斯炽、伤寒专家邓绍先、中药专家凌一揆等，还有何伯勋、杨白鹿、易上达、王景虞、周禹锡、肖达因等一大批蜀中名医，可谓群贤毕集，盛极一时。该学院共招生 13 期，培养高等中医药人才 1000 余人，这些人后来大多数都成了中华人民共和国成立后的中医药界领军人物，成为四川中医药发展的功臣。

1955 年国家在北京成立了中医研究院，1956 年在全国西、北、东、南各建立了一所中医学院，即成都中医学院、北京中医学院、上海中医学院、广州中医学院。成都中医学院第一任院长由周恩来总理亲自任命。李斯炽先生继创办四川国医学院之后又成为成都中医学院的第一任院长。成都中医学院成立后，在原国医学院的基础上，又会集了一大批有造诣的专家学者，如内科专家彭履祥、冉品珍、彭宪章、傅灿冰、陆干甫；伤寒专家戴佛延；医经专家吴棹仙、李克光、郭仲夫；中药专家雷载权、徐楚江；妇科专家卓雨农、曾敬光、唐伯渊、王祚久、王渭川；温病专家宋鹭冰；外科专家文琢之；骨科、外科专家罗禹田；眼科专家陈达夫、刘松元；方剂专家陈潮祖；医古文专家郑孝昌；儿科专家胡伯安、曾应台、肖正安、吴康衡；针灸专家余仲权、薛鉴明、李仲愚、蒲湘澄、关吉多、杨介宾；医史专家孔健民、李介民；中医发展战略专家侯占元等，真可谓人才济济，群星灿烂。

北京成立中医高等院校、科研院所后，为了充实首都中医药人才的力量，四川一大批中医名家进驻北京，为国家中医药的发展做出了巨大贡献，也展现了四川中医的风采！如蒲辅周、任应秋、王文鼎、王朴城、王伯岳、冉雪峰、杜自明、李重人、叶心清、龚志贤、方药中、沈仲圭等，各有精专，影响广泛，功勋卓著。

北京四大名医之首的萧龙友先生，为四川三台人，是中医界最早的学部委员（院士，1955年）、中央文史馆馆员（1951年），集医道、文史、书法、收藏等于一身，是中医界难得的全才！其厚重的人文功底、精湛的医术、精美的书法、高尚的品德，可谓"厚德载物"的典范。2010年9月9日，萧龙友先生诞辰140周年、逝世50周年，故宫博物院在北京隆重举办了"萧龙友先生捐赠文物精品展"，以缅怀先生，并表彰先生的收藏鉴赏水平和拳拳爱国情怀。萧龙友先生是一代举子、一代儒医，精通文史，书法绝伦，是中国近代史上中医界的泰斗、国学家、教育家、临床大家，是四川的骄傲，也是吾辈的楷模！

追源溯流　振兴川派

时光飞转，掐指一算，我自1974年赤脚医生的"红医班"始，到1977年大学学习、留校任教、临床实践、跟师学习、中医管理，入中医医道已40余年，真可谓弹指一挥间。在中医医道的学习、实践、历练、管理、推进中，我常常心怀感激，心存敬仰，常有激情和冲动，其中最想做的一件事就是将这些中医药实践的伟大先驱者，用笔记录下来，为他们树碑立传、歌功颂德！缅怀中医先辈的丰功伟绩，分享他们的学术成果，继承不泥古，发扬不离宗，认祖归宗，又学有源头，师古不泥，薪火相传，使中医药源远流长，代代相传，永续发展。

今天，时机已经成熟，四川省中医药管理局组织专家学者，编著了大型中医专著《川派中医药源流与发展》，横跨近 2000 年的历史，梳理中医药历史人物、著作，以四川籍（或主要在四川业医）有影响的历史医家和著作为线索，厘清历史源流和传承脉络，突出地方中医药学术特点，认祖归宗，发扬传统，正本清源，继承创新，唱响川派中医药。其中，"医道溯源"是以清代以前的川籍或在川行医的中医药历史人物为线索，介绍医家的医学成就和学术精华，作为各学科发展的学术源头。"医派流芳"是以近现代著名医家为代表，重在学术流派的传承与发展，厘清流派源流，一脉相承，代代相传，源远流长。

我们在此基础上，还编著了"川派中医药名家系列丛书"，汇集了一大批近现代四川中医药名家，遴选他们的后人、学生等整理其临床经验、学术思想，编辑成册。丛书拟选择 100 人，这是一批四川中医药的代表人物，也是难得的宝贵文化遗产。今天，经过大家的齐心协力终于得以付梓。在此，对为本系列书籍付出心血的各位作者、出版社编辑人员一并致谢！

由于历史久远，加之编撰者学识水平有限，书中罅、漏、舛、谬在所难免，敬望各位同人、学者，提出宝贵意见，以便再版时修订提高。

中华中医药学会　副会长

四川省中医药学会　会　长

四川省中医药管理局　原局长　杨殿兴

成都中医药大学　教授、博士生导师

2015 年春于蓉城雅兴轩

前言

时光荏苒，我自 1985 年苏州医学院医学专业毕业、从事内科临床工作，迄今已 30 多年了。作为一个西医院校毕业的医学生，我刚到中西医结合医院工作时，对中医的认识有些模糊，有些不重视，直到 20 世纪 90 年代初被推荐到中国中医研究院西学中班学习，经两年多的中医理论基础训练，临床跟师实践，对中医的认识观念才发生了质的变化，中医应用能力有了较大提高。

让我对中医从消极抵触，到主动学习、接纳、热爱的引路人和指导者，是我的恩师冉先德老师。冉先德老师作为冉氏中医学派的第七代传人，医宗正统，学术精湛，业绩彪炳，临证捷效；我侍于师左右，朝夕相处，几易寒暑，经他耳提面命、谆谆教诲，使我对中医有了较深刻的认识，对冉派中医有了一定的体会和了解。离京返川，远离老师的日子里，每遇临床疑难，也多请教老师，将老师的指导经验应用于临床，常有意想不到的收获。

1993 年三月初八（冉先德老师生于农历三月初八），我叩首拜师时老师赠予的话——"学好中医，必须了解天、地、人；做好中医，必须诚信天、地、人"，仍时时在提醒着我，使我不能放松对自然社会的观察了解，不能放松对中西医理论的学习，不能轻易放下自己为他人治病防病的责任。

师父冉先德专于中医理论和临床技术，做人低调谦和，从不趋炎附势，治学精益求精，传授中医不遗余力，继承弘扬冉氏家族学术传统、总结冉派中医临床经验，数十年孜孜不倦、呕心沥血；这深深地影响着我，也逐渐改变了我的人生轨迹和个人思想价值观。

恰逢四川省中医药管理局组织编写"川派中医药名家系列丛书"，使我有幸总结师父冉先德的临床经验、学术特点。虽然自己诚惶诚恐，虑于总结不全，挂一漏万，徒留遗珠之憾，但将师父经验，总结并公布于世，是我的责任与荣耀，若有心之人，研习而用之，造福于百姓大众，则功莫大焉！

在天堂的师父，先德老师！当知弟子苦心也！

钟强

2022 年 3 月

编写说明————————————————

　　本书籍为四川省中医药管理局"川派中医药名家系列研究"课题产出成果。

　　书籍素材由四川省中医药科学院附属医院暨四川省中西医结合医院"冉先德学术思想及临床经验"课题组全体同人集体收集整理。课题组实地探寻冉先德老师生前同事、好友，采访冉先德老师遗孀瞿弦音及亲属，获得重要的个人信息。学术资料如跟师学习笔记、医案记录等，由课题组冉氏流派弟子提供。

　　本课题进行中，冉先德老师遗孀瞿弦音给予了全力支持，提供了珍贵的历史照片，并认可本课题组的所有创作活动和本书所述内容；她虽疾病初愈，仍然亲自对书稿进行通篇阅读，提出了宝贵的意见。

　　本书临床经验中所列部分方剂由于年代久远，传抄不免有遗漏或瑕疵，望读者以国家或行业规范为准；书中所列剂量仅供参考。

目　录

生平简介

川派中医药名家系列丛书

冉先德

冉先德（1938—2010），原四川黛溪（现重庆巫山县大溪乡）人，冉雪峰之子，冉氏医学流派第 7 代传人，曾任中国中医科学院广安门医院主任医师、教授，从事中医药临床、教学、科研工作近 60 年。

冉先德出生于 1938 年 3 月 29 日，自幼聪慧，接受家学，饱读诗书，恰逢抗战后期，冉氏一家人辗转流离于武汉、万县、重庆多地，为学艰苦，但仍侍诊于其父冉雪峰左右，并在其父严厉教导下学习古汉语知识、中医基础理论及中医临诊技巧等；20 世纪 50 年代中期，随父进京，就学于师范学院中文系，刻苦研读，数易寒暑，打下了扎实的古文字基础；嗣后进入中国中医科学院广安门医院，跟随其父在诊疗活动中总结、推广、应用冉派中医学术经验。其父逝世后，又亲得杨树千等中医大师的指导，年近不惑，已是名扬一方的中医专家。他在数十年的医学实践中，始终以"万事德为先"为行医宗旨，视患如亲，其大医情怀感动病患无数。

冉先德除进行临床门诊诊疗活动外，还长期承担中国中医科学院广安门医院西学中班教学任务，担任教学主任。他采用"无中心教学"等一系列极具特色的教学模式，为众多西医师打开了中医大门，培养了很多中医和中西医结合骨干人才，为中国现代中医及中西医结合事业的绵延、发展作出了贡献。

冉先德幼患目疾，但仍笔耕不辍，著作等身；其与兄长冉小峰费时 3 年将冉雪峰全部遗著整理校对并出版，完成《冉雪峰医著全集》总计 12 种，包括《冉氏易理》《冉氏内经举要》《冉氏伤寒论》《冉氏本草》《冉氏方剂学》《冉氏温病鼠疫合篇》《冉氏霍乱与痧证治要》《冉氏麻证之商榷》《冉氏伤科效方》《冉氏八法效方举隅》《冉氏中风方论》《冉氏医话医案》。另外，冉先德还著有《白话中医古籍丛书》《中华药海》《新校正本草纲目》《冉氏释名本草》《美容饮膳指南》等书。

冉先德亦喜庖厨，是一位弘扬中国饮食文化的热心人、传播者。他与夫人瞿弦音（饮食烹饪专家、学者）广泛收集国内饮食文化传说，尽考各地名菜佳肴，修正规范操作技法，主编了《中国热菜大全》《中国凉菜大全》《节庆家宴菜谱》《中国小吃大全》《钓鱼与吃鱼》《中国名菜系列丛书》等专著，记录了一大批濒临失传的地方菜制法，并将中国菜系进行了创新性的分类。

　　21 世纪初，冉雪峰名老中医工作室建立，冉先德抱病担任指导老师，为继承和发扬中医传统及冉氏中医学派特色不遗余力，直至 2010 年 10 月 22 日去世。

川派中医药名家系列丛书

临床经验

冉先德

医话

先德老师临诊，灵活变化，不落窠臼，擅长运用多种辨证方法：脏腑、阴阳、气血津液、六经辨证，这凸显出他深厚的理论基础、家学渊源，也反映出他丰富的临床经验。下面将他对咳嗽、腹痛、水肿、脑中风、慢性泄泻、荨麻疹、月经病、高血压病、养生、减肥塑身等方面的临床理论经验分述如下。

一、咳嗽诊疗

咳嗽，此证原因较多，"五脏六腑皆令人咳，非独肺也"。冉老师认为，咳嗽不外寒热虚实，主要病机是肺气上逆；或兼外感寒邪，或肺经有热；新病多实，久病多虚。外感之咳常因肺失宣肃，气机闭郁，进而作咳。内伤之咳，则因肺气不足，或有火热，或因痰阻，或有阴虚液乏，以致气逆为咳，均不出气机上逆，肺金失于清肃。

故冉老师认为，治疗咳嗽的基本法则是清降为本。清，清宣外邪，清涤痰饮；降，降火上逆，降气逆扰。清降为法，使肺肃降行令。他治疗咳嗽时，最忌杂以升提，故凡具升浮之性、上提之能的药和方，皆非咳嗽所宜。

肺气以清为贵，以降为顺，无论用攻补寒热，总应以"令肺气清虚、灵透、宣肃"为主旨，"盛者下之，久者补之，更量虚实，以意增损"。寒者可温宣，宜麻黄汤、射干麻黄汤、三拗汤；热者可清肃，宜甘桔汤、千金苇茎汤；实者可泻，宜泻白散、泻肺汤；虚可用补肺阿胶散、百合固金汤。

肺以清降为顺，清降有广义、狭义之理解：广义的清降以宣肃肺气为目的，可为治咳的要旨；狭义的清降，仅指清火降气之法，尤适痰热之咳。对于无外感风寒的痰热之咳，冉老师推崇用钱乙的**泻白散**，原方用治小儿肺盛，气急喘嗽。

地骨皮、桑白皮各一两，甘草一钱。

上锉散，入粳米一撮，水两小盏，煎七分，食前服。

此方为泻肺清热之剂，对肺有伏热之喘嗽尤为合适，故李时珍称此为"泻肺诸方之准绳"。冉老师以此方为基础方，临证中主要以桑白皮、地骨皮宣肃为用，并加天花粉、牛蒡子、瓜蒌壳、莱菔子、芦根、蛤壳等清降之品，对寒邪郁闭不甚者，也偶与麻黄、杏仁、紫菀、款冬花等配伍应用，其实质总以降肃肺气为要。

二、腹痛诊疗

冉老师在临证时，将腹痛一证分为食积性腹痛、虫扰性腹痛、虚寒性腹痛、血瘀留滞腹痛、肝气不宁腹痛等。临证中要求辨证准确，有的放矢，尤其对于某些急腹症的腹痛，需应用攻伐通腑下气之品时，更是慎之又慎。对于初学者，他常授以"止痛合方"，再予以随症加减。

止痛合方：

香乌散、良附丸、失笑散、香君丸、金铃子散、枳术丸合而为方。药物组成：香附，乌药，高良姜，蒲黄，五灵脂，川楝子，延胡索，枳实，白术，香榧子，使君子。

临证中，据食积、瘀血、气滞、肝郁、虫积等情况增减用量和药味，并加用相应的消食、化痰、理气、疏肝、驱虫药物，以增强临床疗效。

腹痛为病，多因气机不利，升降失司，枳术丸以调节气机为重点，冉老师在临证选药、施药处方时，多以本方为核心进行加减。观一众脾胃病方中，每每有枳术丸之影，冉老师处方抓主症、突重点从中也可见一斑。

西医学的胃肠道平滑肌痉挛、胃肠蠕动改变、消化不良甚，或供血不足、缺血性障碍所致腹痛，止痛合方实为对症用方。

三、水肿（水饮）诊疗

水肿病，病因繁多，责于脏腑，多在肾、脾、肺及三焦；水液调节失司，故致水液泛滥。冉老师治水大抵强调以下几点：

第一，水性寒凉，临证秉承"寒者温之"治法，总以温化为主，多以茯苓桂枝白术甘草汤、真武汤化裁治之。二者皆为温热之剂，一为温煦中土、中焦温运以土制水，一为温下焦之阳、气化滞留之水液。

第二，尤其强调茯苓、白术、干姜之用。以肾水之泛，非茯苓无以镇纳泄利，元阳不足，温煦失职，必赖干姜驱除阴霾。中土无守，中焦失运，非白术无以斡旋中气，土敦实而掩水也。苓、术、姜三药在治水时，应用剂量往往较大，常为平常用量的 3～5 倍，因水为阴邪，留滞于肌肤、脏腑间，病情缠绵，正邪胶着，非常法而能治之。

第三，用治水专方，在正邪交织、难分胜负之时，冉老师也常用活血利水、逐水之药，配入方中，如黑白二丑、葶苈子、椒目、蟋蟀等。蟋蟀在邪盛水泛、体未虚甚时应用，常有良效。

袁瓘《秋日诗》曰："芳草不复绿，王孙今又归。"王孙即蟋蟀。诗人陈志岁《蟋蟀谣》言："杭城斗蟋蟀，一只值万钱。今日娱风起变化，京都不玩民间玩。"因蟋蟀善鸣好斗，自古便为人饲养；自唐代以降，兴于宋，盛于明清，无论达官贵人，或是平民百姓，常以蟋蟀搏斗为乐，或一博输赢，但堪入药者，以东北产蟋蟀和棺头蟋蟀为佳。

蟋蟀，性味辛、咸、温，功能利尿、破血、利咽，常用于水肿、小便不利、尿路结石、肝硬化腹水、咽喉肿痛、肾虚阳痿。一般药用 2～6 只，水煎或焙干研粉服。冉老师常以蟋蟀 2 只，焙研冲吸，施以辨证汤药，对顽固性水肿、腹水等有应手之效。

治水药物中，葶苈子之用，冉老师有较独到体会，常告诫学生此物为逐水之剂，不仅作用于肺及胸膈，"只要哪里有水，哪里都可放胆用之"。

按：《神农本草经》认为葶苈辛寒，治癥瘕积聚，结气，饮食寒热，破坚逐邪，通利水道。陈修园曰："葶苈滑润而香，专泻肺气，肺为水源，故能泻肺，即能泻水。凡积聚寒热从水气来者，此药主之。"而冉雪峰《大同药物学》曰："葶苈芳香滑润，为散结宣窍之利器，破坚逐邪之良药。惟辛则泄，惟苦则降，惟苦而合之滑润，则降泄之力大。惟虚证而用葶苈，葶苈而治愈虚证，方见葶苈功效优越也。"（师爷冉雪峰曾以大剂葶苈为主药，治肺痈、欲垂死病例，可考《冉雪峰医案》）

"二胡（前胡、柴胡）外枢，葶苈内枢。外枢者能推陈致新以和里，内枢者能通调寒热以和表；其并寒清苦降，清利下夺，味辛外达皮毛，导水直下，内外虚实，都可俱到，岂固守于实哉。"冉老师认为，观历代医家对本品所用，以及细究各家所言，临证应用疗效，葶苈子就是调节水道枢机之药，枢机把握，关闭有常，则水行气行，水行热去，水热互结之邪，也随之而解。

冉先德老师谓葶苈不论虚实皆可放胆用之，既是对此药药理的充分理解，也建立在对其广泛开展临床应用研究之上，这足可体现冉老师家学所传渊源。

四、脑中风诊疗

自刘河间、李东垣、朱丹溪、张景岳、张山雷等人分论中风病因、病机以来，本病便不被认为是风邪直中，应为虚、为痰、为火，于是治疗中风多用补虚之法，或以滋补填精之品大补真元。冉老师认为，中风根本为虚，虽非外邪卒中，但确由痰火风诱发，治疗仍当用祛邪之法。

中风病之于西医学，多属脑血管疾病等。从中医学角度分析病机，中风病之根本原因，确系元气不足所引起。但在起病初始，是因虚且表弱，故而邪进袭表，可见内外病发而动风；病由虚而生痰，因痰而阻气，气闭而动火，随火动而生风；病发则气机闭遏，痰火有升无降，上下壅塞不泄，内外火炽风动。

中风病起急骤，当以雷霆手段镇定病势，结合急性期偏实证的病理变化，故当以清降痰火、开通郁闭、疏表祛邪、镇潜息风为急。

祛邪法，即祛风、豁痰、通络、镇潜等法。风淫所胜之病，《内经》及唐宋各家，多予辛凉甘寒，佐以祛风益血之药。

冉老师在中风急性期，视其虚、实、痰、热、火、风，常用下列方剂化裁加减：《内经》生铁落饮；汉·张仲景《金匮要略》风引汤、侯氏黑散；唐·孙思邈《备急千金要方》小续命汤、竹沥汤；宋·许叔微《本事方》白薇汤；宋·钱乙《小儿药证直诀》六味地黄丸；金元刘河间地黄饮子等。冉老师临证加减，随机用之。

上述方剂中，冉老师使用较多的是**侯氏黑散加减**，原方治"大风四肢烦重，心中恶寒不足者"，以其祛风邪、养肝血、和气机而取效。

菊花四十分，白术十分，细辛三分，茯苓三分，牡蛎三分，桔梗八分，防风十分，人参三分，矾石三分，黄芩五分，当归三分，干姜三分，芎䓖三分，桂枝三分。

上十四味，杵为散，酒服方寸匕，日一服，初服二十日，温酒调服，禁一切鱼肉大蒜，常宜冷食，六十日止，即药积在腹中不下也。热食即下矣，冷食自能助药力。

冉老师述：此方与现今大多数脑中风急性期镇潜息风之品不同，其中有较多解表发散药。此中风特指偏风，多有半身不遂，"夫风之为病，当半身不遂；或但臂不遂者，此为痹。脉微而数，中风使然"。

六经辨证都有中风，这是辨证的概念，而上面所述中风，特指并发脑神经功能缺损、肢体偏废的脑中风性疾病。从六经理论上讲，其均有表证存在，此表证或是外邪入侵，或是内伤病情转化出表，盖因四肢百骸皆属于表。观金元以前所治该类中风的方剂，莫不以风论治，方中均包含解表祛风之品，如宋代医家许叔微云："凡中风，用续命、排风、风引、竹沥诸汤及神精丹、茵芋酒之类，更加以灸，无不愈者。"唐代医家孙思邈说："依古法用大小续命二汤通治五脏偏枯贼风方……效如神。"到了金元之后，诸医家多用平肝潜阳等清降之品，疗效大打折扣。古人既然特以"中风"命名，从风论治，兼以治表，当为正途。（观现代名中医李可患中风，自服小续命汤而愈，也为例证。）

冉老师临证经验核心：中风病，病位在表，病机是邪滞内虚，营卫闭阻，总以治风、开泄表闭、透达营卫、通络祛风为宜。

特将冉老师常用脑中风方剂列于下，以备临证辨证加减：

风引汤（《金匮要略》）

除热瘫痫；治大人风引，少小惊痫瘛疭；日数十发，医所不疗，除热方。

大黄、干姜、龙骨各四两，桂枝三两，甘草、牡蛎各二两，寒水石、滑石、赤石脂、白石脂、紫石英、石膏各六两。

上十二味，杵，粗筛，以韦囊盛之，取三指撮，井花水三升，煮三沸，温服一升。

小续命汤方一（《备急千金要方》）

疗太阳伤寒、太阳中风、太阴合病；治卒中风欲死，身体缓急，口目不正，舌强不能语，奄奄忽忽，神情闷乱；诸风服之皆验，不令人虚。

麻黄、防己、人参、黄芩、桂心、白芍、甘草、川芎、杏仁各一两，防风一两半，附子一枚，生姜五两。

上为粗末，先煮麻黄去上沫，再入诸药同煮，分三服。

小续命汤方二（《备急千金要方》）

治中风冒昧，不知痛处，拘急不得转侧，四肢缓急，遗失便，利此。此与大续命汤同，偏宜产后失血，并老人、小儿。

麻黄、桂枝、甘草各二两，生姜五两，人参、川芎、白术、附子、防己、芍药、黄芩各一两，防风一两半。

上十二味，㕮咀，以水一斗二升，煮取三升，分三服。

竹沥汤（《备急千金要方》）

治四肢不收、心神恍惚、不知人不能言方。

竹沥二升，生葛汁一升，生姜汁三合。

上三味相和，温暖，分三服。平旦、日晡、夜各一服。

竹沥汤方二

方出《太平圣惠方》卷三，名见《普济方》卷八十九；疗肝中风、心神烦热、言语謇涩、少得眠卧。

竹沥三合，荆沥三合，生姜汁半合，白蜜一合，葛根汁两合。

每温服一合，宜频服。

按：《医略六书》卷十八论竹沥饮，中风遇热直入厥阴，木火不得发舒，故烦热语涩，不能眠卧焉。弦为肝脉，数生火炎，可见木郁火伏，乃不可以直折奏功，所以取用竹沥、姜汁行经豁痰，葛汁、白蜜疏风润燥，荆沥清气化痰也。俾痰化风消，则遏热顿降，而肝脏肃清，无不神宁语朗，何眠卧之有不安哉。

白薇汤（《本事方》）

治妇人血晕，忽如死人，身不动摇，默默不知人，目闭不开，口噤不言，气并与阳，独上不下，气过血还，移时方寤。

白薇，当归洗、去芦、薄切、焙干，各一两；人参去芦半两；甘草炙一分。

上粗末，每服五钱，水二盏，煎至一盏，去滓温服。

冉老师的父亲冉雪峰先生善治中风，在 20 世纪 30 年代治汉口剧界余洪元中风案中，应用风引汤、白薇汤、竹沥汤加减取得显效，可参考《冉雪峰医案·中风一》。

五、慢性泄泻诊疗

泄泻属于慢性者，多缠绵日久，疗效欠佳，病症反复难愈。冉老师认为此种情形，病位多责之于厥阴、太阴、少阴、阳明，症见腹痛绵绵，下利日行数次，利行数日，甚或经年，或形冷肢凉，或便脓血，或下利清谷，或饮食失常，或溏泄，矢气反多等。

此类病症，多虚实夹杂，冉老师临证以"祛邪、温中、涩肠"为主，施以下方剂，临证加减，多有良效。

加味理中丸

人参，白术，干姜，甘草，黄连，木香，秦皮。

此方对中气有虚，斡旋无力，中土呆滞不用者有效，可鼓舞中气、益胃健脾、祛邪救阴。

如胃阴耗竭太过、渴喜多饮水者，辛温之品当力戒，冉老师多用白头翁汤加黄连、木香、秦皮；也曾见冉老师以大黄生地汤配伍应用，其中生地黄量较大，多者 30 ～ 50g，而大黄量极少，一般 3 ～ 5g，且以粉剂冲调为用（可能因其含大黄鞣酸，有抑制肠蠕动、止泻之功用）。大黄用量极为关键，且以熟大黄为宜。冉老师也常用大黄生地汤治疗诸多血证，如咯血、衄血等。

桃花汤合千金苇茎汤

冉老师常用此二方治慢性肠炎、慢性溃疡性结肠炎、肠结核、迁延型肠伤寒等。桃花汤原治脾胃虚寒、肠失固摄之证，千金苇茎汤则有逐瘀排脓、清肺化痰之效。冉老师将两方合而为一，用药苇茎、冬瓜仁、薏苡仁、桃仁、赤石脂、干姜等。其中，赤石脂半冲半煎，或直接以煎汤兑服。在临床应用中，此点应加以注意。

乌梅丸（《备急千金要方》）

下利热诸治不瘥方。

乌梅一升，黄连金色者一斤。

上二味，蜜丸如梧子，服二十丸，日三夜二。

冉老师认为，上述热痢，当是湿热过盛，阳明实热夹带水饮，属阳明病。黄连乃阳明清热燥湿之药，乌梅有收敛止泻、益阴宁烦之功，酸苦相配，"涌泄为阴"，可除阳明之水湿，清阳明之湿热。两者配伍精当，药效直接，对百药无效的热性下利，疗效的确满意，切不可视其药味少而忽视之，可知经方是药少效奇、大道至简。

松皮散（《备急千金要方》）

治积久二三十年常下利神方。

赤松皮，去上苍皮，切一斗为散，面粥和一升服之，日三服瘥。不过服一斗永瘥。三十年利，服之百日瘥。

一味松树皮，治积久数十年下利，耐人寻味。冉老师认为：松皮，苦、涩、平，苦能燥湿坚阴，涩可止痢涩精，对于寒热虚实错杂的厥阴湿热下利，可止利而不留邪，行气活血，通畅肠腑气机。松皮散对顽固性、偏湿热的慢性肠炎确有良效。西医学研究表明：松皮有消炎、抗过敏、抗癌、改善毛细血管通透性、改善血管管壁张力、保护血管内皮等作用，其对脑中风、视网膜血管病变等也有较好疗效。冉老师教导，此药临证可配合清肠或温涩之方药应用，也可单药使用，应用疗程应为 3 ～ 4 周或更长。

六、月经不调诊疗

冉老师认为，一个中医师不能单以西医学分科标准而自恃某专科医师，而要在大内科、大方脉基础上，以中医基本理论为指导，通治各种疾病。冉老师不但内科疾病疗效出众，在诊疗妇科月经病方面也有较高的临床水平。

冉老师认为，概括中医经典理论对月经的认识，主要有以下几点值得在临床作为理论指导：

1. 女子月事以时而下，属任脉通、太冲脉盛，冲脉起于胞中，即为血海，为经水之源。

2. 女子经水温寒与天地相应：经水得寒则凝，得热则行，当与天地寒暑之气相应，而调经者，悟此为要。

3. 任主胞胎，冲为血海；今二脉俱通，月事而下。女子月经本于血室，血室即血海，其脉依属于任、冲、督三脉，心与小肠二经为月水之源。

4. 妇人经水生于水谷之精气。薛立斋曰："血者，水谷之精气也，和调五脏，洒陈六腑，在男子则化为精，在妇人则上化为乳汁，下化为月水。故虽心主血，肝藏血，亦皆统摄于脾，补脾和胃，血自生矣。凡经行之际，禁用苦寒辛散之药，饮食亦然。"

5. 妇人经血属心脾所统，《素问·经脉别论》曰："饮食入胃，游溢精气，上输于脾，脾气散精，上归于肺，通调水道，下输膀胱，水精四布，五经并行。"脾为生化之源，心主血、统诸经之血，心脾平和则经候如常。

6.经候不调因阴阳盛衰、阴阳偏盛所致。经者，常候也；候其一身阴阳愆伏，每月一至；太过不及，皆属不调。阴气乘阳，则肺寒气冷，血不运行，故月经量少而在月后。若阳气乘阴，则血流散溢，故月经量多而在月前。所以临证，应当辨阴阳，调整气血，使之不相乘，以平为期。

7.经水不调可由风冷乘虚寒于胞中。冲任之脉，起于胞中，人顺时调摄有常，则气血调和，六淫不能为害。若劳损，耗气伤血，则风冷乘之，营卫失和，冲任不调，经水必乱。

8.情志不遂，忧思恼怒，则气机逆乱郁结，可致经水不调。

总体来说，冉老师认为经候不调的治法，其本不离气血充盛、气机调畅。其于临证中，常以四物汤为核心，临证加减。

四物汤（《仙授理伤续断秘方》）

熟地黄，当归，赤（白）芍，川芎。

方加木香、枳壳、香附，治经水欲来而腰腹痛；加四君子汤、香附、乌药、陈皮等，疗经水停止而复腰腹痛；加四君子汤、栀子、龟板、蒲黄、五灵脂、黄连等，疗经行一月两至，乃至数日一至者，此系气虚而血热，宜补气凉血止血；加香乌散及温里散寒药（艾叶、砂仁），疗月经或止或来，时无定期，实以调气为主，以气行则血行也；加栀子、地榆炭、侧柏叶等凉血止血，疗经水数日不止，血海沸溢，兼有火动之象。

如遇迁延难治之妇人崩漏时，冉老师多责之于血热，常以两地汤为主方加荆芥炭、黄芩炭等，此方对虚实夹杂，血热燔动，下血绵长，时少时多之症颇有效验。另有**冉氏调经五味汤**（地骨皮、地黄、荆芥、花蕊石、黄芩）亦同此法，临证投之，也有桴鼓之效。多数患者誉称：服该方后，崩漏停止如"紧急刹车"一般。

七、痛经诊疗

冉老师治疗痛经，常以温通理气为法，用方灵活，药精力专。冉老师认为：

1.经行腹痛，可因风冷客于胞络、冲任，或因心、小肠二经受伤。

2. 经行腹痛，经事来而腹痛，多为气血不调，欲调血应先调其气，宜四物汤加吴茱萸、香附，或去芍药。

3. 经行腹痛，可属血实气滞。月经欲来而腹痛，是血实；经水初至而腹痛，多有血分瘀滞。经至而腹痛，宜四物汤加活血行气之品，如香附、延胡索、木香。但对于经前腹痛、经行痛减者，冉老师认为，此时经行为首要，当即用活血行经之品，甚至"强制执行"，短期使用破血之品，如红花、水红花子、茺蔚子、下瘀血汤、抵当汤等。茺蔚子为冉老师常用之品，有"经前茺蔚子，经后益母草"之说。

4. 经水行后腹痛，属气血两虚，痛时或伴心烦口渴、情绪不宁，此时宜逍遥散。也有经行腹绵痛者，可以四物汤酌加行气之品疗愈。

5. 痛经常用四物汤，但冉老师提醒，该方中有辛温、偏燥的川芎，有阴腻偏寒的白芍，临证用方应以寒热温凉虚实为考，适当加减，酌情使用。

6. 冉老师治疗痛经、月经不调，也推荐使用《金匮要略》**胶艾汤**：

川芎、阿胶、甘草各二两，艾叶、当归各三两，芍药四两，干地黄六两。

上七味，以水五升，清酒三升合煮，取三升，去滓，纳胶令消尽，温服一升，日三服，不瘥更作。

临证即便以原方比例、不增删加减，也可获得良效。此方为补血止血、调经安胎的经典方，其以太阴、厥阴为主治，求生化之源，行疏血之利，生生不息，气血和畅，焉有月经不调、经行疼痛哉？

八、外风（风疹、湿疹）诊疗

此处外风指人体正气不足、腠理稀松，感受外界风邪所发之风病，如《灵枢·五变》曰："肉不坚，腠理疏，则善病风。"临床较为典型的风疹、湿疹，就是外风病较重要和常见的一种，病因多为风湿或风热之邪，趁体内正气虚弱，侵袭人体，浸淫血脉，郁于肌肤腠理而发。

冉老师针对初习医者，对上述病症指导应用消风散（《外科正宗》），取其清热除湿、疏风养血之效。

消风散（《外科正宗·卷四》）

当归、生地黄、防风、蝉蜕、知母、苦参、胡麻仁、荆芥、苍术、牛蒡子、石膏各一钱，甘草、木通各五分。

水二盅，煎至八分，食远服。

本方养血益阴，祛湿通利，解表息风。方以扶正祛邪息风为治，临证用之有一定疗效。但针对风疹或荨麻疹，起病急速、皮损较广、色较鲜艳、痒痛剧烈者，冉老师也常以前方径取其清热凉血之品，如生地黄、知母、甘草、石膏等，仿仲景《伤寒论》白虎汤之意，甘寒清热，肃阳明肌腠热邪。为加强息风止痒的效果，冉老师常加用大黄、蝉蜕，但将两味研磨为散，与汤药兑服，此点常为临床提升疗效的关键所在。

冉老师认为，大黄号"将军"，千年来医家都以其大苦大寒、荡涤肠胃、推陈致新为用，而按《内经》"实则泻之"原则，表里脏腑凡有邪实之证者，此药皆可用之。观仲景用大黄，很少以一味独行，均伍用其他药物：如合厚朴、枳实，则治胸腹满；合甘遂、阿胶，则治水与血结；合黄连，则治心下痞；合水蛭、虻虫、桃仁，则治下腹瘀血；合黄柏、栀子，则治发黄；合芒硝，则治坚块积聚；合甘草，则治急迫紧要。通过思考仲景用大黄例，好像大黄勇猛有余、智谋不足，如似"猛张飞"，必须有精准导航指引、直达病所，才能戡定祸乱、安和五脏、内外太平，故而冉老师认为临床应用大黄要点为"辨证准确，选择合方，载以将军，疗效增倍"。

大黄研粉为散，冲兑服用。民国医家、有"南冉北张"之誉的张锡纯言：（大黄）其质经水泡即软，煎一两沸，药力皆出，与他药同煎宜后入，若单用之，开水浸服即可，若轧作散服之，一钱之力可抵煎汤者四钱。（南冉北张，原卫生部部长钱信忠之赞语：南冉即冉雪峰，冉先德之父；北张即张锡纯）

《本草纲目》言蝉蜕"主疗皆一切风热证"。"古人用身，后人用蜕。大抵治脏腑经络，当用蝉身；治皮肤疮疡风热，当用蝉蜕。"冉老师承袭历代医家治皮肤疾患经验，大多用蝉蜕研末内服，或少许外用，此法取"以皮走皮"之用，对于有少许渗出、卡他性炎症、局部痒痛者疗效较好。

总结来说，大黄、蝉蜕研粉为散，治一切风热湿毒痒疹，临证通过辨证加减，疗效不凡。冉老师临床对此类疾病，按寒热消息也常配伍荆芥穗、浮萍。（后两者分别是"华佗愈风散"和宋·林灵素"去风丹"的主要成分）

另外，临床也常见一型湿疹，经年不愈，或愈后复发，病势缠绵，风热湿邪，伏于体内，耗津灼液，营卫失和，阴血受损。冉老师建议：如遇此病，可以养血和血、燥湿坚阴之品为主，酌加清金肃降、透表解肌之品，临证不失为取效一法，方选温清饮加减（《万病回春》）。

温清饮加减（《万病回春》）

当归，熟地黄，赤（白）芍，川芎，黄芩，黄连，黄柏。

此方养血息风、燥湿止痒；临床可据病情酌加风饮汤、升麻鳖甲汤。冉老师临证常选加冉氏麻黄蝉衣汤，或加蛇蜕、地骨皮、侧柏叶、童便、马钱子、蚤休配伍应用。

冉氏麻黄蝉衣汤（冉氏家传癣病经验方）

麻黄、蝉蜕、槐米、乌梅、板蓝根、甘草、黄柏、生大黄各10g。水煎服。

临证常规加减：发热恶寒、皮疹鲜红者，加紫苏、金银花、侧柏叶；便干便难，可增加大黄用量，或加牛蒡子；恶心呕吐、腹部不适，加枳实、厚朴、神曲等；大便稀溏，可酌减大黄，加紫草、牡丹皮；气促气短，加全瓜蒌、杏仁；小便灼热短赤，加滑石、生地黄、玄参；皮疹瘙痒难耐，心烦难眠，可酌加何首乌、蛇蜕。

本方麻黄、蝉蜕为主药，不可或缺，大黄清解血中热邪，与前药配合，祛风解毒作用更强。乌梅养阴敛津息风，有较好的脱敏作用。槐米所含芸香苷可增加毛细血管抵抗力，减少血管渗出，促使渗出的血清蛋白吸收。甘草含甘草酸、钾盐，体内分解成具有解毒作用的葡萄糖醛酸，其用量可酌情加大。余药配合养血清热、透疹凉血、息风止痒，且有防止复发作用，对急慢性寻麻疹尤其是风热型有肯定的疗效。

本方与前述大黄、蝉蜕，常被冉老师于临证中融合一体。冉老师反复强调此三者不可遗漏，虽可随症加减，但总以蝉蜕清解肤表之疾，也终归不离麻黄或大黄开泄通道。观大黄，凉血通腑泻热，麻黄宣肺透表逐邪，此二者表里上下，通彻全身，清宣结合，寒温配搭，祛邪解表于表里，祛瘀凉血于表里，透络化滞于表里，合以蝉蜕直达病所，风邪犯于肌肤肠腑，焉有不除之理？！

九、鼻渊（慢性鼻炎、副鼻窦炎）诊疗

鼻炎、副鼻窦炎，中医学称为鼻渊。对于鼻窦炎、鼻渊病，一般医家多从肺卫、脾土为治，或解表，或清热，或活血，或燥湿，或通窍，总在浅层做文章，

有病程稍缠绵，遇外感即发，时医多以补气调血为主，兼以疏表通窍，但收效平平。

冉老师擅长诊治鼻渊病，尤其是慢性鼻窦炎。他从整体思考，认为鼻虽为肺之门窍，但鼻窦、副鼻窦为鼻内骨之腔隙，也承担顺畅呼吸之责，肾为骨之主，故当与肾通；渊为深潭，即在回旋深在之地匿伏的、深暗阴湿的水液，亦与肾水相通。

病穷必及肾，依传统中医理论，冉老师认为此病当以肺肾两脏立法为治，不必拘泥于辛夷、苍耳、白芷等疏风通窍之药。对于慢性日久之鼻渊，他主以《伤寒论·辨少阴病脉证并治》之麻黄附子细辛汤或麻黄附子甘草汤为基础方加减应用。

少阴病，始得之，反发热脉沉者，麻黄附子细辛汤主之。

少阴病，得之二三日，麻黄附子甘草汤微发汗。以二三日无证，故微发汗也。

以上两方为治疗少阴里阳虚、太阳表证、太少两感之证的温经发汗、表里双解的经典方剂。

冉老师认为上二方着重在肺肾发力：麻黄辛温宣肺去滞，附子温肾壮阳充髓，气道通畅，骨髓温润，其气阻鼻塞、痒痛多涕均能明显改善。若寒热留滞，脓涕较多，头昏胀痛，也可配以桃花汤排脓逐秽；若身体亏耗，禀赋不足，中气不振，血虚气弱，腠理不固，也可配方补中益气汤、当归补血汤；若一派寒象，长时间流涕多而清稀，可配方《外科证治全生集》阳和汤（此方本是治疗阳虚寒凝，症现阴疽、脱疽、流注、痰核、贴骨疽的有效方剂）。

阳和汤（《外科证治全生集》）：

熟地黄一两，麻黄五分，鹿角胶三钱，白芥子二钱、炒研，肉桂一钱、去皮、研粉，生甘草一钱，炮姜炭五分。水煎服。

在临证加减中，冉老师常以附片、生黄芪、瓜蒌仁、薏苡仁、败酱草等配伍上方，加大温阳逐寒、祛除阴凝的力度，对寒象明显的鼻渊多有显效；少许辛夷、鹅不食草、苍耳子也可起引经之用。

当然，临床治鼻渊之法甚多，结合"三因""六淫"，其邪多是湿、寒或寒有化热之渐，病因总不出阴霾迷蒙于阳位，所以冉老师以温通逐邪之法，临证有实际的指导意义。

冉老师用温阳散寒的方法治疗鼻渊、慢性鼻窦炎，对耳鼻咽喉科某些疾病的治疗也有较好的借鉴作用，如过敏性鼻炎、梅尼埃病、前庭神经元病、突发性耳聋。这些疾病使用上述方法辨证用药，常收奇效。

十、不寐病诊疗

随着医学模式的转变、现代社会生活节奏的加快，睡眠障碍即所谓不寐病人群日益增加。该病往往合并精神、心理、行为障碍，临床表现除了睡眠障碍外，常伴复杂兼症，病程缠绵，中医学认为其多病及心、胆、肝、脾、肾等多个脏腑，损及气血营卫、津液。

冉老师作为现代著名的经方大家，对仲景学说有比较系统的研究。他在规范总结《伤寒论》仲景治疗失眠的辨证施治规律后指出，《伤寒论》不寐病的治法、方药，确有较高的实用价值和指导意义。

他指出《伤寒论》中提及的失眠病因病机主要是内热炽盛、热扰胸膈的热邪致失眠，阴虚火旺、胃津亏损的阴虚液损致失眠，阴血亏虚失眠，阳虚阴盛及阴盛阳脱致失眠，还有腑实致不眠、阴阳离决不得眠等。

他总结出仲景治疗失眠的经典"七法"：①和解枢机不利、重镇安神宁心法。代表方：柴胡加龙骨牡蛎汤。②养心血、调肝郁、安神定志法。代表方：酸枣仁汤。③清热安神、滋阴润燥法。代表方：百合地黄汤、百合知母汤、百合鸡子汤。④利水泄热、养阴安神法。代表方：猪苓汤。⑤交通心肾、安神降火法。代表方：黄连阿胶汤。⑥解郁除烦、清热定心法。代表方：栀子豉汤。⑦养心安神、涤痰潜阳法。代表方：桂枝去芍药加蜀漆龙骨牡蛎救逆汤。

《伤寒论》中提及的不寐，多与外邪相干有关，虽方剂可借用于内伤，但用之不免稍显掣肘。后世医家研究认为，不寐病内伤之症结在于肝，肝不得疏泄气机，可波及五脏。"五脏皆有不寐"，但总可从肝论治，兼顾他脏，不过矫正阴阳失衡，养血疏肝，调神定志，使肝郁得解，精神平和，不寐可得消减。当然，心肾不交、肝脾不和在临证中也是常见的类型。

对于内伤型不寐病，冉老师在中医临证中一般将其分为5种常见证型：①肝郁化火，常以龙胆泻肝汤化裁。②痰热内扰，常以温胆汤为基础方。③阴虚火旺，方以黄连阿胶鸡子黄汤或二至丸加减。④心脾两虚，以归脾汤为基础治疗。⑤心胆气虚，用安神定志丸加减。

对于以上类型，临证只要认证准确，施以上法，都会获取一定疗效。

除此以外，冉老师强调，治疗不寐病还应明确病位有高低之分，病情有虚实之别；对疗效欠佳、病情缠绵者，不能纠结于常规思路守"热"为治，应重视阳虚内寒的虚寒型失眠，《内经》"胃不和则卧不安"的食滞、痰阻、中焦痞结的脾胃型失眠，"久病入络"、痰瘀互结、以化瘀通络为治的顽固性失眠，肾气渐衰、肾精不足的老年人失眠等。

临床上，老人虚证失眠较多且常见。《灵枢·营卫生会》曰："卫气行于阴二十五度，行于阳二十五度，分为昼夜，故气至阳而起，至阴而止。"卫气"始入于阴……注于肾为周"。阴阳相贯，如环无端，周期循环。寤寐的实质归于营卫的循行，如果营卫循行异常，便产生失眠或其他睡眠异常的病症，是故老年人"营气衰少而卫气内伐，故昼不精而夜不瞑"，此为老年虚证失眠的实质病根所在。冉老师针对此类患者，常以下面两方为基础方化裁：

孔圣枕中丹（《备急千金要方》）

治读书善忘，久服令人聪明。读书易忘者，心血不足，而痰与火乱其神明也。

败龟板酥炙，龙骨研末入鸡腹煮一宿，远志、九节菖蒲。

上药等分为末，每服酒调一钱，日三服。

此方功能益阴补肾、养心益智，使用本方，以阴虚火升、心肾不交，心悸怔忡、头晕失眠、多梦健忘为辨证要点。

小草汤（宋·严用和《济生方》）

小草一两，黄芪去芦一两，麦门冬去心一两，当归去芦酒浸一两，酸枣仁炒去壳一两，石斛去根半两，人参半两，甘草炙半两。

上锉散，每服三钱，清水一盏，加生姜五片，不拘时候煎服。

原方治虚劳、忧思过度致遗精白浊、虚烦不安者，功能清虚热，益肺肾、养心安神，使用本方应以虚烦惊惕不安、乏力头晕气短为辨证要点。

以上两方冉老师常于临证时将其熔为一炉，据病情加减，创制治虚烦心悸不寐的冉氏卧佛汤（人参、九节菖蒲、龙骨、龟板、远志等），临床应用，收效显著。

小草，即远志苗，现在临床均用远志为名称处方。苏颂曰："四月采根晒干，古方通用远志小草，今医但用远志，稀用小草。"而李时珍曰："此草服之能益智强志，故有远志之称。"《世说新语》载：处则为远志，出则为小草。《记世珠》谓之醒心杖。

冉雪峰《冉氏本草》载："（远志）本经条文而细绎之，开宗明义即曰主咳逆……续即曰伤中补不足，以为全条枢纽……伤中补不足者，伤中气补中气也……中者，间隔金木、交媾水火。"所以治疗体虚老人失眠者，冉老师总以远志为君，再配直入心肾肝胆之品，常有覆杯之效。

在临床需施镇定宁神、潜阳养心方药时，冉氏家藏验方**"冉氏补天石"**和**"冉氏定心珠"**可配合使用，也有较好作用。（冉氏补天石、冉氏定心珠方详见《冉雪峰医著全集·临证篇》）

【附】冉氏补天石：铁锈，大黄，赤石脂，灵磁石，代赭石，花蕊石，滑石，龟板，龙齿，牡蛎，竹沥。

冉氏定心珠：赤石脂，龙骨，牡蛎，大黄，黄连，琥珀，紫藤香（降香），石菖蒲，麝香。

十一、高血压病诊疗

高血压病在临床上有较高的发病率，其危害性也极大。近20年，我国高血压病及高血压病所导致的心脑血管功能障碍患者数量均有较大幅度增加。中医一般将高血压病归为"头痛""类中风""眩晕""厥病"等范畴加以论治。

（一）病因病机

本病病因多被认为是饮食劳倦和情志失调，同时也与年龄增大、起居失常等因素密切相关，其主要表现为风、火、痰、虚、瘀。

风：思虑神躁，肝郁气滞，化热生风，风阳上扰。

火：劳烦而张，五志过极，化热生火，火盛水耗，肝火上冲头目。

风火亢盛致肝木不得濡养，火性炎上，火趋风势，出现高血压病的各种临床表现。此为肝阳上亢或肝火亢盛。治法拟平肝潜阳，清肝泻火，常用龙胆泻肝汤、天麻钩藤饮、镇肝息风汤等加减。

痰：饮食膏粱厚味，聚湿成痰，痰浊中阻，气失升降，此为痰湿阻中型。治法拟化痰降浊，方选半夏白术天麻汤、二陈汤或涤痰汤加减。

虚：嗜欲无度，劳则伤肾，肾水亏虚，不能上滋肝木，肝阳无制而妄动，肾水不能上承于心，则成心肾不交诸证。治法拟滋养肝肾，可予杞菊地黄丸或建瓴汤加减。

瘀：病程日久，缠绵不愈，或气虚乏力，或肝火灼络，或痰浊阻碍，均可使血瘀不行，此为气虚血瘀型。治法拟益气活血，常选补阳还五汤、桃红四物汤加减。

（二）冉氏降压六方

冉老师在临床治疗高血压病或高血压所致并发症时，常用"冉氏降压六方"化裁加减。六方多从心、脑为治，以豁痰、镇逆、消瘀为法。冉老师虽有六方，但临证时灵活加减，从不按图索骥，胶着守方，六方恒为一法，融会方义，随度病机，合理加减，活用原则，物物化化，通于无穷，阴阳平衡，方是真谛。

【一方】清降汤

泄热宁脑，清心凉血。

鲜生地 30～50g，怀牛膝 15g，黄连 5g，大黄 10g。煎汤，温分二服。

如心火炽盛，烦乱心悸，可去牛膝，加琥珀粉 0.5～1.0g，大黄、黄连渍取清汁，生地黄捣汁，三汁和匀冲兑琥珀粉，微温，分二服。

【二方】醒脑汤

镇静安神，降压养心。

白薇 10g，当归 5g，人参 5g，生甘草 3g，黄连 3g，鲜生地 30g，石决明 20g，甘松 3g。

病势较重者可将黄连易为大黄 5g，去后两味，以水牛角、琥珀末代之。

【三方】宁清汤

益水敛阳，滋液息风，宁脑清心。

黄连 5g，青木香 15g，鲜生地汁 30～50g，百合 50g。

上四味，以水煮黄连、青木香、百合三味，取一杯半，去滓，混入生地汁，温分二服。

【四方】冉氏琥珀寿星丸

除痰化瘀，宁心镇脑。

天南星一斤，掘地坑，深二尺，用炭火五斤，于坑内烧热红，取出炭扫净，以好酒一升浇之，将南星乘热下坑内，用盆急盖，以泥壅护，经一宿取出，焙干为末。琥珀四两，另杵沉香四两，锉，另杵朱砂一两，研飞一半为衣。

以上四味，和猪心血一个，竹沥、姜汁打面糊，调和调黏，将猪心血和入药末，丸如梧子大，每服二十至三十丸，人参汤下或苎根汤下，日三服。

本方适用于老年人体虚类中风之证，以虚而夹实、血瘀痰阻为辨证要点。（原方出《太平惠民和剂局方》）

【五方】血府养清汤

生地汁 50g，三七细末 5g，怀牛膝 15g，青木香 10g。

以上四味，以水三杯，煮牛膝、青木香，去滓，加入生地汁，即以药汁吞下三七末，分二次服。

原方出《石室秘录》三七地黄煎，用治吐血。此方养血清血、清血止血，有滋而不腻、涩而不燥、疏利不破之优点，适用于老年人高血压病所致的脑出血、脑梗死。

冉先德之父冉雪峰先生评论此方说："原方有姜炭少许，以促助三七之斡旋，醒豁生地黄之凝滞，补润中兼疏利，凉沁中兼固涩，沉静循环，掣止腾沸，疏利经络，以为通，则妙在涩，以为涩，则妙在通，不宁可防脑栓塞，并可防脑出血，由此推之，清加蓟叶、兰叶，通加地龙、鲮甲，上达加苍耳、荷梗，下泄加灵脂、芦荟，除瘀再加红花、桃仁，高血压类整个透络疗法，不难由此方推阐而出。本加减去姜炭加牛膝、青木香，不过聊以举隅，为消瘀导滞再多加一重装置。"

【六方】铁精安宁散

镇逆通络，化瘀醒气，豁痰宁脑。

铁精 100g，川芎 10g，防风 10g，蛇床子 20g，代赭石 15g，石决明 15g。

以上六味，后五味合捣筛，和入铁精，杵千下，酒服 3～5g，日三服；或萱根汤下亦得。

原方出《古今录验》，适用于高血压脑病、高血压脑中风病继发神经精神障碍等。

十二、减肥塑身

当今社会，人们的审美各有不同，但对于身体外形的要求，大多数人还是趋向一同，即追求健美身段。"窈窕淑女，君子好逑"，这是自古以来国人对外形美最直观的注脚。在现代社会当中，对于外形条件要求较高的职业女性，减肥塑身日渐成了其最关注的事情之一；而一些步入中年的男女同志，常常抱怨自己连喝水、喝风都要长胖，减肥工作的开展也正成为其生活中不可缺少的一部分。

冉老师认为：现在有部分肥胖症患者，或追求瘦身一族，可能受西医的代谢紊乱、高血脂、高血糖等概念的影响，盲目寻求减肥方法，加之以偏概全地理解某些中药的现代实验结果，常常用节食，服缓泻药物，服清热解毒、通腑中药汤剂，或服用决明子、泽泻、芦荟、大黄、番泻叶、生山楂等中药食疗制品等方式来达到减重、瘦身的目的。这往往只会有短时之效，停药后会迅速反弹，甚至会比原先更加肥胖。

冉老师认为肥胖症，包括正值生命旺盛期的中青年肥胖，绝大多数属于虚证范畴。此虚主要指肾虚、脾虚，如阳气损伤，肾火、中阳温煦无力，气化、运化、化之不足，可以导致阴性物质、痰湿、水湿、糟粕留着。糟粕排之不去，聚于体内、肌肤表里，就会出现肥胖，导致一系列的临床表现。

《素问·阴阳应象大论》言："阴静阳躁，阳生阴长，阳杀阴藏，阳化气、阴成形。"阴性物质，尤其浊阴这类由水谷变化而成的糟粕和水液，失却阳气的气化、推动，往往不能归附于六腑，造成浊阴不能传化，故留聚于脏腑腠理，发为肥胖。

对于此类肥胖，症结就在于脾肾，抓住虚证的关键，临证就不会只想到"降脂通腑"的简单应对之法了。《素问·水热穴论》曰："肾者，胃之关也，关门不利，故聚水而从其类也。"从此段理论推绎，肾的变化，必然导致脾胃中焦的变化，关门不利，必然导致水液停聚留着；关门不利，也必然导致浊阴、痰湿、诸饮停聚留着，是故身体必然出现相应的肥胖变化。

临证中，冉老师针对此类肥胖患者，以温补脾肾、培土祛湿为治法，有较好疗效，并常用以下方剂化裁加减。

温中补脾汤（《医宗金鉴》卷五十一）

人参，黄芪蜜炙，白术土炒，干姜，陈皮，半夏姜制，附子制，茯苓，砂仁，肉桂去粗皮研，白芍炒焦，甘草炙，丁香。

加煨姜，水煎，日一剂，分三服。各药依病情辨证调配使用。此方对脾肾两虚的肥胖者可有良效。

参苓白术散 (《太平惠民和剂局方》)

莲子肉去皮一斤, 薏苡仁一斤, 缩砂仁一斤, 桔梗炒令深黄色一斤, 白扁豆姜汁浸去皮微炒一斤半, 白茯苓二斤, 人参去芦二斤, 甘草炒二斤, 白术二斤, 山药二斤。

上为细末, 每服二钱, 枣汤调下; 或成丸剂吞服, 也可作水煎服。

本方补脾作用明显, 尤其脾气虚弱肥胖之人, 可长期服用, 减肥塑身, 且无伐脾之弊。

麻黄杏仁薏苡甘草汤 (《金匮要略》)

麻黄去节汤泡半两, 甘草炙一两, 薏苡仁半两, 杏仁去皮尖炒十个。

上锉, 如麻豆大, 每服四钱, 以水一盏半, 煎至八分, 去滓温服; 有微汗避风。

原方用治风湿身痛, 取其散风湿、止疼痛之作用, 对脾阳不振、运化无权的肥胖人士, 身重、乏力身痛、脉濡滑、苔白或白腻质淡的患者, 临证加减, 有较好的疗效。

麻黄加术汤 (《金匮要略》)

麻黄去节三两, 桂枝去皮二两, 甘草炙一两, 杏仁去皮尖七十个, 白术四两。

上五味, 清水九升, 先煮麻黄, 减二升, 去上沫, 纳诸药, 煮取二升五合, 去滓, 温服八合, 覆取微汗。

原方治湿家身烦疼, 有化湿和络的作用。此方调畅皮肤腠理水湿, 对肌肤麻木不仁, 触之较坚涩, 或皮肤下层有痛性筋结、脂肪结节者, 有通络止痛、化湿减肥作用。

冉老师临床诊治脾肾不足兼有湿滞留着的肥胖症患者, 常将麻黄杏仁薏仁甘草汤和麻黄加术汤配合应用, 并结合肥胖患者的阳气欠通达, 肾阳虚弱, 气化无力, 加用桂枝、附子、当归等, 形成较为固定的"塑身减肥散"。

塑身减肥散

桂枝, 甘草, 白 (苍) 术, 薏苡仁, 赤芍, 夏枯草, 豨莶草, 鹿衔草, 麻黄, 当归。

临证据阴阳虚实加减, 服用 2 ~ 3 个月, 塑身减肥健体作用明显。

十三、养生抗衰

自 20 世纪中叶起，由于世界战争的结束，以及传染病疫苗、抗生素等医药技术的广泛应用，各国人口死亡率逐步下降，生存时间逐步延长，老龄化社会逐渐到来。近年来，我国医疗技术及生活条件明显改善，老年人群占人口比例也显著增加，2020 年全世界老年人口超过 10 亿，而我国老年人群所占比例也达到 1/3 以上。可预料的是，老年性疾病，尤其是老年退行性疾病，如帕金森病、脑血管病、阿尔茨海默病等，其发病率将较大幅度增长。因此，延缓衰老、养生健体、防治疾病将成为目前较多老年人关注且力行的生活方式。

"最美不过夕阳红"，老年人是社会的财富；尊重、保护、康养老人，是现代社会的要求。近年来，国家大力倡导中医药养生，希望中医能通过早期干预，达到让老年人无病防身、颐年增寿的目的。

1. 养生抗衰抗老处方原则

冉老师在养生抗衰抗老临证处方时，经常强调以下几点：

（1）中医阴阳观念不能忘，阴阳平衡为终极目标，凡阴阳之要，阳密则固，阴平阳秘，精神乃治。处方时始终牢记，"阴在内，阳之守也，阳在外，阴之使也"。临证用药遣方，遵循"阴阳互根"的原则，推崇仿肾气丸、六味地黄丸处方格局，阴阳合和，阴阳互参，阴阳平补，温阳益阴，亦阴亦阳，不可偏盛。

（2）用药需平和、温润，少用或不用燥烈、火热之品，以免出现"饮鸩止渴"的不良后果，多以植物药平补，不求急功，只期长效。

（3）根据脏腑虚衰，自身体质，病情情况，四季地域，辨证论治，酌情用药。切勿有"见彼得力，我便服之"的孟浪行为。"三因"原则在养生、健体、抗衰方面，仍然要时刻注意应用。

他举《秋雨庵随笔》例："诸城刘文正相国，食量倍常，蓄一青花巨盎，大容数升；每晨以半盎白米饭，半盎肉脔，搅匀食之，然后入朝办事，过午而退。同时尹望山相公，但食莲米一小碗入朝，亦过午而退，然两公同享盛名，并臻耆寿。此如宋张仆射齐贤每食啖肥猪肉数斤，夹胡饼，黑神丸五七两，而同时晏元献清瘦如削，止折半叶饼以箸卷之，捻其头一茎而食，后亦并享遐龄。"说明只有针对个人体质，拟定符合自身体质或病情的处方，才能达到既定目的。

（4）应当结合西医学抗衰老药物的研究，在辨证施治基础上，汲取西医药成果，如红景天抗氧化，鹿茸增加骨髓造血功能，沙苑蒺藜、黄精、何首乌增强体液免疫等。冉老师从不拘门户之见，在处方中多援以应用。

（5）处方中应善用"引经报使"之品，可加强补养之效。

（6）注意益气填精补髓，呵护宗气、元阳、宗筋，如肉苁蓉、母丁香、巴戟天、原蚕蛾、鹿茸等。

（7）服用养生抗衰药，应注意昼夜阴阳变化、四季冷暖转换特点。"夫欲服食，当寻性理所宜，审冷暖之适。"恬淡虚无，心境怡然，坚持不断，远离房闱之事。如温阳益气之品，多在清晨、午前服用；养阴敛精之药，多在傍晚、睡前调服。

冉老师认为服用补益之品的最终目的是启动、激发自身体内"阴生阳长"机制，增强自身的免疫抗病能力，所以应结合体内相关激素、体液调节特点，以及阴阳的昼夜消长变化使用。应于一年四季，则须顺应"春生、夏长、秋收、冬藏"特点，分别服用应季药物制品，以适应外界变化，如春服天麻丸、华佗再造丸，夏服肾沥汤，秋冬则服春回胶囊或冉氏金丹、龟龄集等，坚持服用，可获显效。

2. 常用养生抗衰健体方

冉氏流派为御医世家，在老年养生、防老增寿方面积累了独到和丰富的经验，是我国著名的养生抗衰中医流派。

自清代至今，冉氏流派均有长寿养生方药面世。迄今，冉氏一门在中医经典原则、理论指导下，为广大群众提供了众多养生中药和防老制品，如冉氏金丹、华佗再造丸、雄狮丸、嫦娥加丽丸、冉氏春回胶囊等，为大众的养生防老抗衰作出了巨大贡献。

冉老师承袭家学，推荐、介绍其常用养生抗衰健体方如下：

肾沥汤（《备急千金要方》）

羊肾一具，磁石五两，玄参四两，茯苓四两，芍药四两，芎䓖三两，桂心三两，当归三两，人参三两，防风三两，甘草三两，五味子三两，黄芪三两，地骨皮切二升，生姜八两。

上十六味咬咀，以水一斗五升，先煮肾，取一斗，去肾入药，煎取三升，分三服。可常服之。

本方益气祛风，补肾养心。治虚劳损羸乏，咳逆短气，四肢烦疼，腰背相引痛，耳鸣，面黧黯，骨间热，小便赤黄，心悸目眩，诸虚乏。

（冉氏）春回胶囊

人参、鹿茸、蚕蛾、补骨脂、淫羊藿、蛇床子、玉竹、山楂等。

本方可延缓衰老，对老年人脏器功能衰退、内分泌和免疫功能低下等有一定恢复作用。

此方为冉老师家传秘方，由冉老师之长兄冉小峰献方于1985年。经中国中医科学院广安门医院的5年临床观察和研究，从基础与临床多项指标分析显示，本方有协调生理效应，稳定机体内外环境适应能力的作用，并由国家权威机构组织专家在北京通过鉴定。

冉氏金丹

肉苁蓉、红景天、人参、五味子等。

本方可抗衰老、抗缺氧、抗氧化，增加红细胞携氧能力，促进细胞代谢，提高机体应激反应能力。

华佗再造丸

当归、川芎、冰片、人参、五味子、马钱子等。

此为冉老师家传秘方，由冉老师之兄冉小峰献方，列为国家保密处方。功能活血化瘀，化痰通络，行气止痛。西医学研究认为，此药能增加脑部血流量，减轻脑缺血症状，防止中风发作，改善心功能，增加冠脉血流量，提高机体免疫功能，抗凝血、抗血栓，抑制血小板凝集。

八物肾气丸（《御药院方》）

熟地黄八两，山药、山茱萸各四两，肉桂、五味子各二两，泽泻、牡丹皮、白茯苓各三两。

上为细末，炼蜜为丸，如梧桐子大；每服五七十丸，温酒送下，或汤亦得，空腹前服，妇人淡醋汤下。

本方平补肾气，坚固牙齿，活血驻颜，益寿抗衰。

此方为仲景金匮肾气丸加减不仅能治疗体力衰弱，还有恢复、增强机体能力的作用，控制老化的发展，恢复人体的元气。有下列症状者均可服用此方：①小便不正常（多尿、夜间多尿、尿失禁、尿涩、尿闭）。②口渴口干。③腰痛、下肢软弱无力。④手足燥热。⑤感觉和运动功能减退。⑥阳痿早泄。⑦视力减退，如白内障和老花眼等。

龟龄集（《全国中药成药处方集》）

鹿茸（去毛）770g，人参（去芦）620g，熟地黄 180g，制山甲 240g（用苏合油 60 克制），生地黄 240g，石燕 300g（用鲜姜 30g 制），苁蓉（酒蒸）270g，家雀脑 100 个，地骨皮 120g（用蜜 30g 制），杜仲炭（盐炒）60g，甘草 30g（用蜜 6g 制），天冬 120g（用黄酒 30g 制），枸杞子 90g（用蜜 30 克制），川牛膝 120g（用黄酒 90 克制），大蜻蜓（去足、翅）60g，海马 300g（用苏合油 90 克制），大青盐（清炒）240g，淫羊藿 60g（用牛乳 30g 制），蚕蛾（去足、翅）27g，故纸 90g（用黄酒 60g 制），砂仁 120g，锁阳 90g（用黄酒 60g 制），硫黄 9g，菟丝子 90g（用黄酒助克制），急性子 75g（水煮），细辛 45g（用醋 45g 制），公丁香 75g（用川椒 6g 炒，去川椒），生黑附子 560g（用清水煮一次，用醋 560g 煮一次，用蜜 90g 制）。

制法：将家雀脑、硫黄二味装入猪大肠内，用清水煮之，至硫黄和家雀脑融合一起时倒出，去猪大肠，晒干；再合以上药轧成粗面，装入银桶内蒸之，蒸 32 小时，将粗面倒出，再将朱砂面 75g，与药面和匀，装入银桶内继续蒸 21 小时，倒出晾干装瓶，每瓶装 3g。每服 1.5g，日服 2 次。

本方为阴阳双补的著名方剂，且各大药店有成品出售。功能：滋阴壮阳，温补肝肾。

斑龙丸（《澹寮方》）

鹿茸酥炙或酒炙亦可、鹿角胶炒成珠、鹿角霜、阳起石煅红酒淬、肉苁蓉酒浸、酸枣仁、柏子仁、黄芪蜜炙各一两，当归、黑附子炮、地黄九蒸九焙各八两，辰朱砂半钱。

上十二味，各为细末，酒糊丸，如梧子大。每空心、温酒下五十丸。

本方补虚兴阳，益气填髓。治诸虚。

按：此方为释继洪《澹寮方》载，得之于蜀中某道人，用治肾脏诸虚冷败之症。原方歌注云："尾闾不禁沧海竭，九转灵丹都漫说。惟有斑龙顶上珠，能补玉堂关下穴。"

冉雪峰先生评价此方妙在茸、胶、霜三者并用，精华尽撷，质气不遗，鹿气督脉通，阳气盛，血随气贯，气血俱充，不宁益阴，并且益阳，不宁补髓汁，并且补髓气，佐苁蓉、地黄，则滋培润育之力更大，佐阳起石、附子，则兴奋冲动之力更弘，黄芪、当归，补气补血，酸枣仁、柏子，宁肝宁心。盖主要不嫌复味同功，则佐药又何嫌合致累进乎，多方以求，古人补剂大抵如斯，此盖得补元之三味焉。

冉老师认为：对于上方，如果不求速效，可用腽肭脐易阳起石，仍可令真阳充沛，勿令浮阳飞越。考虑辰砂重金属之忧，也可以麝香易之，更可提高脑皮层神经兴奋性，加强血液循环，改善心肺功能。

医案

冉老师近半个世纪悬壶济世，活人无数；授人以学，桃李满天下；留世医案较多，但他人辗转抄录，夹以芜杂。笔者精选学生亲随冉老师临诊部分医案，列于后项。每案均以冉老师教学解释为基本，辅以经典理论，详加阐述，力图体现、还原冉老师临诊思维及开方的思路，对临床和教学都有较强指导意义。冉老师用药精练，寥寥几味，药少功弘，医理深蕴；视病定证，选方用药，绝不马虎；细品各案，定有所获。

一、风湿免疫科疾病

1. 系统性红斑狼疮

【案一】陈某，女，青年，2009 年 3 月初就诊。家属代诉：系统性红斑狼疮（SLE）病史多年，目前高热数月、低白蛋白血症，于北京某三甲医院住院，予激素、抗生素、补充白蛋白等治疗效果不佳，仍高热，气息奄奄，二便不能自理，医院已下病危通知书。

诊断：系统性红斑狼疮。

辨证：脾肾双亏，元阳不足。

治法：大补元气。

方药：附子理中汤加减。党参 12g，炒白术 9g，干姜 9g，生甘草 9g，熟附片 9g，生黄芪 9g。

水煎服，日1剂，连服5天。

患者求诊后服药3剂，高热即退，尽5剂药后即可自行坐起，后平安出院。

冉话： 冉氏一脉中西汇通，视病必相互参佐中西医理论，是中西医结合的先驱。西医学关于疾病的机理研究深入，对于疾病的发生发展有着良好的预估判断，研究思考、参照运用西医学的理论观点，可极大扩展中医临床思维和解决方法。

西医学认为，系统性红斑狼疮是一种病因不明，累及多系统脏器的自身免疫性疾病。据此判断，自身免疫性疾病应为先天之病，故多与元阴元阳的不足有关，大多病史缠绵。

此案患者患SLE多年，元气已伤，此时发热，为虚劳下陷之热，不能一味从外感论治，当从东垣气虚劳热治法参详。正气存内，邪不可干。久病之体，则多有外邪侵袭。红斑狼疮多以关节、筋膜、皮肤、肾脏等损害为临床表现，关节炎病变即中医学痹证，为风寒湿搏结而成，此案濒危，当想到病势已入三阴，治法当遵仲景三阴治法。

重危病患，用药如不得法，把药房搬回家也治不了病。治疗疾病，当用药如用兵，要直击靶点，一招制敌。此方之意，一药可为一方，一方可为一药。方遵仲景遣方用药之本，顾护中阳坤土，免使气血无生化之源。其中党参健脾补气、培护中土，使气机得复，黄芪大补元气且具升提之用，既令化源生，又使下陷之邪热开散，实为补中益气汤之意。此两药配合甘草、炒白术有四君子之意，仍以健脾为先，其中炒白术亦有升达之意，仍为东垣起劳热之法，去茯苓，因其淡渗下行，与升提之法相悖，甘草用生甘草，因可清虚热。用法种种，均为机窍。另用附子、干姜，合甘草则为四逆汤，是为从元阳入手，温化水湿根本之法；附子启在水之阳，干姜引领阳气，共化脾肾留滞之湿邪。

学生体会： 此案堪为冉老师方小效弘之典范！初视此案，读者不免疑惑，此方每味药用量均不过数钱，组方亦不过6味药，且用药似无特别之处，如此危急重症何以能起死回生？究其缘由，不过药精力专几字。

此案虽用姜、附，但用量极少，那此案是否需要更大剂量的姜、附，而以上的用法是否又是最佳的选择呢？试析如下：

此案患者患病多年，本已出现全身多系统损害，虽病因不明，但依据SLE的病情发展，患者此时已存在全身多处关节炎病变，甚至关节畸形，伴随肾炎、肾病综合征，并已有小血管炎症。此次发热，患者使用抗生素效果不佳，感染可能性较全身免疫系统炎症可能性低。关节属骨，骨属肾，肾炎、肾病综合征中医亦多由肾入手治之，小血管炎可认为是肾经虚火，此病病位在肾，毋庸置疑。患者关节疼痛，推测为痹证，为风寒湿结聚。肾脏病可认为是肾阳不足，小血管炎是寒湿外迫，外越之虚阳，如按一般理论推导，理应以大剂量桂、附温阳化湿、引火归原。但此案患者久病卧床，二便已不能自理，虽有阴邪在体，但其元气已亏损至极，此时使用大剂姜、附，逼迫残阳消遁，无疑"伤敌一千，自损八百"。此案虽使用姜、附，既借其通化之力，又有小火生气之意，用量小于补益药量，总方还是以培护中阳为目的，中焦得健，土运重振，虚火自不得上犯，故不必拘泥于引火归原之法。如若加大姜、附用量，使之大于补益药量，寒湿可去，未散之火将濒临亡散，此时中焦本已受损，已散之火难以归原，若执于桂、附，恐有元气败散、火越而亡之险。另外，患者久病"虚阳外越"之证，相火不位，势必灼伤阴液，SLE 病程中出现的面部蝴蝶斑、肌无力、关节坏死等症状均可视为阴液耗损，不能滋养肤肌所致，桂、附辛温，用量适当则化湿，用量稍有偏颇可能更伤及阴液，使人筋骨痿废。

冉老师一向不主张偏激地看待阴阳，对两者求平量衡，视为根本。此案是他看病用药理念的较完美体现。

附：学生对 SLE 中医治疗的后续思考

SLE 是慢性自身免疫系统疾病，治疗伴随终身。此案虽以益气之法收功，但后期调养头绪仍纷繁复杂。《寓意草》言：先议病后议药，我们试从中医学角度分析 SLE 的主要临床表现及特点：

1. 巩膜炎、巩膜外层炎、角膜炎、结膜炎等眼部病变：肝开窍于目，眼病多责之于肝。急性的眼部炎症，中医多责之于风热；但 SLE 病势缠绵，眼部炎症反复发作，应考虑肝血不足、肝失所养。另外，由于 SLE 有本元不足的基础，因此我们还应该想到水不涵木。在 SLE 患者中，大约有 20% 伴有眼部表现，而眼部病变可先于其全身系统性疾病几个月产生，这再次证明 SLE 的发生是有精血、元气亏损基础的。

2. 关节炎，表现有关节痛、关节畸形及肌痛、肌无力、无菌性骨坏死、骨质疏松。多种免疫系统疾病都可出现关节炎的表现，从中医学角度认识，这都可统称为痹证。痹证是人体肌表、经络感风、寒、湿、热邪而发。这与 SLE 可由外界因素诱发是相吻合的。《素问·痿论》曰："五脏因肺热叶焦，发为痿躄。"患者久病可出现肌无力、骨坏死，是为中医学之痿躄，说明 SLE 存在阳越阴伤的情况。

3. 肾脏病变，临床表现为肾炎或肾病综合征，多出现血尿、蛋白尿、水肿等情况。以水肿、蛋白尿论，肾脏病应首先想到脾肾不足，人的津液代谢出现问题，水湿可外犯、可内停；结合肾炎，病机应有肝木下陷、相火不位的存在，但同时患者常发生血尿，大凡血证多有脉络受损之基础，这说明阴分依然存在损伤。

4. SLE 多发于青年女性，发病男女比例为 1:7 ～ 1:9，发病以 20 ～ 40 岁最多。目前研究表明，正值育龄期的中青年女性，体内雌激素水平远高于一般人群。雌激素对系统性红斑狼疮的发病起着重要的作用，它能抑制细胞免疫和增加自身抗体的形成。而雌激素水平升高，大多伴有月经紊乱的表现，部分人群有患子宫肌瘤的风险。从中医学立论：女性与男性最大的区别就是月事，月事若现瘀阻，丛生百病。当然，SLE 是自身免疫病，先天不足是决定性的因素。

由上述可知，SLE 应是以精血元气亏耗、血分瘀滞为基础，六淫侵扰而成；治疗当以补益精血、元气为先，随症加减。西医学认为，红斑狼疮的发病机制是免疫紊乱，并非免疫低下，如果用药过度，扰动了机体的免疫功能，可能会出现适得其反的效果。

2. 类风湿关节炎

【案一】唐某，女，65 岁，2008 年 12 月 2 日因关节疼痛 4 个月就诊。

膝关节、腕关节疼痛、晨僵，常服止痛药，停药痛复；RF（类风湿因子）滴度 1:120，曾诊断为类风湿关节炎；心悸不适，频发室性早搏，时有心动过缓；气短，动则喘息气促，胸骨后有发凉感，10 个多月前胸部 CT 示"肺间质纤维化"。面白少华，自汗多，说话多汗亦多，病发后嗅觉减退，夜尿平均 6 次 / 晚。脉沉紧。

诊断：类风湿关节炎 / 痹证。

辨证：寒阻经络。

治法：温寒通络。

方药：乌头汤。川乌、草乌各 3g，炙麻黄 5g，生黄芪 10g，炒白芍 10g，生甘草 5g。

入蜜同煎，分次温服。

2008 年 12 月 16 日二诊：患者服药 2 剂后即起效，关节疼痛大减，可自行走路，短气之症亦大减，目前大便三四天一行。舌苔黄，脉弦。

冉话：《内经》云风寒湿三气杂至，合而为痹。此案患者疼痛剧烈，不服镇痛药物则难以忍受，为痹病重症。患者心悸不适、早搏，心阴不足可知；其脉缓、膻中发凉，心阳不足亦现；其气短、嗅觉衰退，肺气已衰；其动则喘促、夜尿频繁、言语汗增，则均为肾不固摄之象；患者面白少华，阳气衰败之象明显。需知阳盛则阴消，阳虚则阴长也。患者关节疼痛、RF 滴度高，是关节受损，窠臼已成；其早搏已出，肺间质病变已成，是心肺居所亦为邪实所侵，再无安时。

益火之源，以消阴翳。此案患者病情深重，不仅风寒湿邪侵袭，且因阳气衰败，外邪已盘桓驻扎完毕，只宜先以猛药挫其锐气，故此案非乌头汤不可。乌头与附子同属，乌头为母根，块根上所附生的子根称附子。两者作用、主治相近，但附子以温阳化湿为主，乌头则善于辛温散寒、逐风除痹。此药虽力雄，但其大热大毒，用药必加佐治为宜，常有不经事者以乌头泡酒，饮之以祛风湿，反致眩瞑。故仲景凡用此药，必以蜂蜜和之，此案遵古意用之。

此方川乌、草乌合用非刻意，因药物剂量限制——乌头单药每剂只可开具3g，故以两乌合用增加疗效。草乌毒性大，须知。

方中麻黄辛苦温，开表实，此患周身为风寒湿所困，麻黄可入太阳寒水，散寒而行水气；寒邪闭塞一除，毛孔遂开，乌头亦可驱使在里之风寒湿邪外出，此开门驱贼也。两者合用，一里一外，似雷霆之力，荡敌于顷刻。黄芪入营达卫，善疗血痹，可从阴出阳，助麻黄散寒，助乌头祛风。白芍通行血脉、逐血痹，兼可护阴，防辛燥之害。甘草定中缓药，使药力集中于关节、肌肉，非解毒也。

二方：守上方加瓜蒌 10g，肉苁蓉 10g，火麻仁 10g。

冉话：此患痛证偏寒，服乌头汤；如红肿热痛，当选桂枝芍药知母汤。患者服药后，寒湿得除，闭锁得开，故痛痹大减。尤喜者，其短气之症亦缓，应是肺气得宣、胸阳得布之功。但患者服药后大便干结，三四天方解一次，此系火性趋上、温热灼阴之故，阳明肺金为华盖，居高位，上焦不通，津液难下，故大便干结。因患者寒湿未尽，故仍予原方续服，加瓜蒌、麻仁均润肺燥、清上热也；予肉苁蓉，此药滑肠，且补养阴精之力甚厚，通便而不伤阴，故用之。此时如合养血行血之方药，亦可通便。

2008 年 12 月 29 日三诊：腕关节痛点部位较前增多，晨僵感好转，就诊前 2 日服药后恶心欲吐、腹痛欲泻，便干、眠差、善恐，面色仍㿠白，仍时服止痛药。

三方：桂枝 10g，白芍 10g，苍术 5g，炙甘草 5g，羌活 5g，独活 5g，防风 10g，淫羊藿 10g，生姜 3 片，大枣 7 枚。

冉话：患者晨僵减轻，属寒痹松动之象。其腕关节痛点增多，亦因风湿起流动之意，四散而作痛也。患者服药后出现恶心、腹痛，乃脾胃受伤；初服乌头剂时，病重药重，药入而病受，现病轻药仍重，故脾胃亦受也。患者此时虽仍有风寒湿困顿，但程度减轻，加之脾胃不受，故易方以桂枝汤。桂枝汤调和阴阳、安和脾胃、通卫和营、畅通气血，外证得之解肌，内证得之补虚也。此案虚人用药，半补半攻。

桂枝汤为仲景群方之首，变法甚多，可加附子散阴邪、助阳，可加白术燥湿，可见防风、羌活、独活以祛风。此案为风寒湿痹，故加苍术健脾燥湿，且具发散之力，可助里邪外达；防风疗"风行周身"，羌活、独活胜湿，而羌活走上身、独活走下身，同用即驱散周身风湿之意。患者阳虚，寒邪留恋，故以淫羊藿温阳疗顽痹。

2009 年 1 月 20 日四诊：患者腕关节肿痛消，仍稍僵，新发右膝关节肿痛 1 周，局部发热。苔白。

四方：苍术 10g，黄柏 9g，川牛膝 9g，生薏苡仁 30g，木瓜 9g，威灵仙 9g，当归 9g，川芎 6g，赤芍 9g，僵蚕 9g。

冉话：患者腕疾方消，膝痛又起，因风行周身、善行数变，夹杂湿邪缠绵于肌腱、关节，此属难治。此诊患者上部疼痛减轻，是风寒得散；新发膝关节疼痛，且有热象，因膝属阳明、筋属厥阴，知是湿热郁于肝脾也，故予四妙散治之。四妙散一方，人谓其清热利湿、清热燥湿，其实不然。此方以苍术为君，是取其发散力雄，非用其燥性也，苍术除肌肉腠理之湿，与麻黄除表寒不同，但均有开闭、疏通之意。表气一通，薏苡仁顺其药势，引困表之湿下行，此麻杏薏甘汤之意也。入牛膝引诸药下行达病所，入黄柏除肠胃结热、防辛燥动热。故四妙之用，非以清热、利湿、燥湿为主，若清热，何不加知母！？如利湿，何不加茯苓？！如燥湿，何不加蛇床？！盖此系开表渗湿之模范。众人常曰：提壶揭盖，却局限用法于定喘利尿，此乃短视。另木瓜除湿，与牛膝同引药下行于筋，威灵仙通行十二经络，归、芎、芍养血行血、除血痹，僵蚕软坚散结、除热痹。患者病情多变，时寒时热，方当随症变化。此方虽寒凉稍多，但大法仍系开散，此所谓守法不守方也。

2009年3月17日五诊：患者因病住院半个月，目前膝关节肿痛明显、不热，双下肢水肿，阴雨天沉重、移动不利，自觉燥热，夜热汗出。苔偏黄，脉沉、略滑。

五方：桂枝10g，白芍10g，炙甘草5g，炮姜10g，熟附片10g，苍术10g，怀牛膝10g，大枣7枚。

冉话：患者因病住院，出院后肿痛又起，是风寒湿趁其虚损，复攻入里也；加之此次双下肢水肿、沉重，是寒湿又盛。故仍用温通之法，以桂枝汤变方：炮姜易生姜，取其温里守中，合附片有四逆之意，可温水散寒、祛湿除痹；仍用苍术开表，牛膝引入下部；因其热证不著，故不用上方寒凉之药。

2009年3月31日六诊：适逢阴雨连绵，加之住院时停服中药，患者疼痛明显加重，服上方效果不佳，膝关节难以屈伸，镇痛药剂量较前增大。夜尿频，6次/日。

六方：川乌、草乌各3g，麻黄6g，白芍12g，生黄芪12g，炙甘草6g，淫羊藿12g，当归9g，姜黄9g，延胡索9g。

蜜煎法同前。

冉话：患者病势再度深入，故复用乌头汤。痹者，血不通也，故入姜黄、延胡索入血通络，当归入血养血，淫羊藿温补肾阳。此方参合《是斋百一选方》蠲痹汤之意拟定，原方本有羌活、防风，因其偏走气分，故去之；用淫羊藿，因其代桂枝温通，且可加强乌头祛寒湿之力。

学生体会：冉老师认为此案使用马钱子效最佳，此物通络镇痛力厚，可迅速缓解症状，但因此物大毒，现已难寻，故作罢。朱良春教授善用此药，学者可参习其验。

2009年4月14日七诊：右足踝、右膝乏力，均疼痛，肿胀稍减，夜尿频次减。舌暗，苔白，脉沉细。

七方：制何首乌10g，生黄芪15，赤芍、白芍各10g，炙甘草10g，怀牛膝10g，山萸肉15g，木瓜10g。

冉话：患者病深日久，治疗不能急求速效。其虽疼痛未止，但肿胀已消、夜尿减少，此寒湿见退之象。大毒治病，十去其六，易方以黄芪桂枝五物汤加减：易桂枝为何首乌，以其可补肝肾，且壮少阳之火也；芍药倍量，以入血分；牛膝、木瓜引药下行，舒缓筋节，兼补肝肾；山萸肉色红，亦入血分，味酸涩，可补肝肾，精血足则可"逐寒湿痹"（《神农本草经》）；红景天入血分，益气通脉，于此患亦可。

学生记：红景天因药房缺药未用。

2009年4月28日八诊：患者服药后踝痛大减，只觉沉胀，膝关节肿消，可步行上一层楼，夜尿减为4次/晚，入睡困难。苔薄黄，脉沉弦。

八方：守方，加威灵仙10g。

冉话：药已中的，续服前方；威灵仙通络止痛，故加之。

学生体会：痹证缠绵，不仅因外邪过扰，更因患者阳气衰败，故而一遇变动，辄反复纷扰。故曰：医者缓病而不愈病，如盼体安病去，更应参习圣人养生求道之法。

【案二】郭某，女，46岁，2010年5月11日就诊。症见：四肢疼痛，与天气无关，腕关节变形、肿而不红，痛处无寒热；近期低热、血沉高。

诊断：类风湿关节炎/尪痹。

辨证：经络痹阻。

治法：舒经活络。

方药：桂枝芍药知母汤加减。

一方：桂枝10g，芍药10g，知母15g，生甘草、炙甘草各6g，防风9g，苍术9g，附片10g，干姜6g，防己9g，延胡索9g。

二诊：患者服药后肿消热退，痛略减。脉细。

二方：附片10g，生黄芪10g，炙麻黄8g，白芍10g，生甘草6g，当归10g，姜黄9g。

冉话：《金匮要略·中风历节病脉证并治》言"少阴脉浮而弱，弱则血不足，浮则为风，风血相搏，即疼痛如掣。盛人脉涩小，短气自汗出，历节疼，不可屈伸，此皆饮酒汗出当风所致"。此段文字言明历节之病与单纯痹证不同，乃是酒后汗出当风所致。酒者谷物所酿，集曲水两性，有湿热之性，酒易犯肝伤筋，亦易入血动血，酒后当风，湿热与风寒搏结于血分，侵袭于关节，故为尪痹。

《金匮要略·中风历节病脉证并治》又云："荣气不通，卫不独行，荣卫俱微，三焦无所御，四属断绝，身体羸瘦，独足肿大，黄汗出，胫冷；假令发热，便为历节也。"此又述历节之病，非独风寒湿热搏结之外因，内需有营卫不通之基础。传统认为痛证由风寒引动时可用附子、苍术，无涉时用枸杞子、山茱萸养精健骨。此案疼痛虽与天气变化无关，但仍以桂、芍、防风、附子为方，因历节虚实夹杂之故。

《金匮要略·中风历节病脉证并治》曰："诸肢节疼痛，身体魁羸，脚肿如脱，头眩短气，温温欲吐，桂枝芍药知母汤主之……病历节，不可屈伸，疼痛，乌头汤主之。"前方疗热郁更重者，后者疗热气不显者，但均为风寒湿热通调。此案以桂枝芍药知母汤加减，因患者低热、关节肿胀，痹兼热象，二方肿消热退，偏于温通。两方稍事加减，属随症变化。

3. 系统性红斑狼疮（痹证）

孙某，女，24岁，2009年4月21日因反复全身关节疼痛3年就诊。症见：手指、手腕、膝关节疼痛，双手见雷诺现象，甲皱微循环障碍，面红、发热，寒冷时明显，口服泼尼松15mg/d近3年，继发性血小板减少性紫癜9年。舌红、有齿痕，脉沉细。

诊断：系统性红斑狼疮／痹证。

辨证：寒痹。

治法：活络通痹。

方药：当归四逆汤加减。桂枝10g，白芍10g，生甘草5g，炮姜10g，当归10g，细辛5g，淫羊藿15g，鸡血藤10g，大枣5枚。

冉话：患者畏寒肢冷、关节疼痛，当诊为寒痹；面虽潮红而热，然冷时明显、热时不著，乃寒邪逼阳上越；其病紫癜多年，血不归脉，乃肝脏虚寒，肝不藏血所致。方以当归四逆汤温血寒、暖肝血。附子一药虽培阳救逆，但此案患者仅双手见雷诺现象，无四肢厥冷，若选入则属大材小用；通草通经络利湿，于治寒无益，故去；益炮姜入血分、下元温暖阳气，驱散寒邪；桂枝、白芍得生姜之发散、大枣之火性、热粥之能量则发汗走表；不用热粥助力，合炮姜可助阳固中、入血暖宫，合细辛可散经络、孔窍之陈寒；再入淫羊藿温肾阳、疗风湿，善入关节、经络，止诸节疼痛；鸡血藤活血通络，养血舒筋。

2009 年 11 月 9 日二诊：关节痛无变化，一旬之中有两三日痛甚。大便不成形，每日 2 ～ 3 次，持续多年。舌红。

二方：川乌、草乌各 3g，炙麻黄 6g，白芍 10g，炙甘草 6g，淫羊藿 15g，乌蛇 6g，全蝎 4.5g，九香虫 6g，桂枝 10g。

冉话：患者数月后复诊，仍诉骨痛，上方效果欠佳。此病应坚定立场，仍从风寒湿邪考虑：方以二乌易炮姜加强散寒除湿之力，以麻黄代细辛增加通达之功；乌蛇善疗顽癣，亦可祛湿通络除痹，全蝎可疗惊风，兼可祛风通络除痹，九香虫兴阳益精（为房中秘药），还可温阳通络除痹，三药同用，通络化瘀止痛，因久病必瘀。

2009 年 12 月 7 日三诊：患者痛略减，手指、膝关节仍痛，新增足趾疼痛，手发凉。月经延长、10 天方净。大便 1 ～ 2 次 / 日、不成形，便时腹痛。

三方：桂枝 10g，白芍 10g，炮姜 6g，炙甘草 6g，苍术 9g，熟附子 9g，大枣 7 枚。

学生体会：冉老师易方以桂枝加术汤合附子治之，仍以祛风散寒除湿为法。

2010 年 1 月 5 日四诊：患者手指、手腕、足踝仍疼，怕凉。大便 2 ～ 3 次 /日、稀溏，眠差。脉沉细。

四方：蜂房 6g，刺猬皮 9g，土鳖虫 6g，水蛭 3g，乌蛇 6g，全蝎 3g，桂枝 10g。

学生体会：元青、蟋蟀、蝼蛄、虻虫、青娘子冉老师计划使用，但因药房无药，故未加。

朱良春教授于其著作《虫类药的应用》中归纳："虫类药主治功用各异，但可以概括为十个方面：1. 攻坚破积；2. 活血祛瘀；3. 息风定惊；4. 宣风泄热；5. 搜风解毒；6. 行气和血；7. 壮阳益肾；8. 消痈散肿；9. 收敛生肌；10. 补益培本。"然诸多功效，其他药物均有，且虫类形状恐怖，惹人厌恶，病患不喜；某些虫药具有毒性，如掌握不当，邪正均伤，何以非用虫药？概因虫者善行隧道，攻坚走窜之力甚大，可达植物药未触之所；如遇顽症、重症，非此类药不能解人疾苦，例如仲景疗疟母之鳖甲煎丸。

此方冉老师使用之虫药多主瘀血、癥瘕、死肌、顽痹，但大部分无药只能作罢；其余诸药随桂枝达四肢、通经络、祛瘀生新。虫类药朱良春教授发挥甚多，学者可详加研究。

患者舌红，有阴亏之兆，阴虚则阳不附，故仅祛邪，是病去而正不安，病去一分复来一分。痹证除风寒湿三气侵袭，宜应不忘本气之虚。冉老师数易其方，效果不算理想。老师后来告知，如结合朱良春教授疗痹证用菟丝子、女贞子等补益肾髓药之经验，效果也许稍佳。

二、消化科疾病

1. 胆结石

吕某，男，35 岁，2009 年 6 月 8 日因反复右胁肋胀痛、发现胆结石 4 年就诊，为充满型胆结石。症见：右胁时有胀痛、疼痛不剧，纳可，时腹胀，便不成形，次数多，4～5 次 / 日。苔薄白，脉未录。

诊断：胆结石 / 胆石病。

辨证：肝脾不调。

治法：疏肝健脾。

方药：茵陈蒿汤加减。栀子 10g，黄柏 10g，茵陈 10g，郁金 10g，厚朴 10g，青皮 5g，石韦 15g，海金沙 10g，威灵仙 10g，五味子 10g。

学生体会：古时治病，多录尿路结石（石淋），并无胆石之记载。但根据胆结石发作的特点、临床表现的形式，多可归于胁痛范畴治之。双胁肋属少阳区块，世人多从胆腑湿热治疗胆囊结石，如：胡希恕先生以大柴胡汤治疗胆结石发作；有医家记载以柴胡类方伍以利湿、排石之药物，最终排出胆囊结石的医案。另，肝胆相照，胆腑有热，肝脏必然受到牵连，肝气不顺，逆乱上窜，同样可以出现腹痛、胁痛症状。肝木克伐脾土，于此案最为明显，患者腹胀、大便次数多而不成形状，是为肝木下陷，脾气不升之象。此案病史简单，目前此类患者多于西医综合性医院行腹腔镜胆囊摘除手术，吕某不欲手术，故求助于中医。现这类患者以中医治疗者较少，录此案于此，为使冉老师治胆石症思路能给读者以启发。

冉话：此案当定为肝脾不调，治以疏肝健脾之法，方选茵陈蒿汤加减。世医一言肝郁脾虚，必用逍遥散、柴胡饮，依此案分析，用柴胡似亦无错，为何不用？柴胡疏肝解郁，《本经》言其可推陈致新，患者胆囊有结石，应属有陈莝郁瘀，柴胡开解破郁，自能消之，为何不用？

纵观此案，患者无发热、恶寒，无剧痛，说明其胁肋胆火循行虽受阻，但未达完全不通之程度；其虽无剧烈证候，但其不通为事实，仍应以缓通为治法；柴胡推陈致新，开破力甚大，其力排山倒海，如妄用大剂，可能使胆腑受伤（学生体会：患者为充满型胆结石，强行排石可能出现胆道阻塞、胆囊破裂等不良后果）。故易以清热利湿为主的茵陈蒿汤怀柔之。

黄者，脾土之色，黄疸病多责之于肝、脾，责之于湿、热；茵陈蒿此物，《本经》以其治疗热结黄疸，可消湿热，可清郁结之火，故治之。栀子、黄柏均苦寒燥湿，配伍用之。此时不用大黄，恐其泻下伤脾，患者腹胀、泄泻，肝脾下陷，岂能"乘人之危，落井下石"？此时不用黄连、黄芩，而用黄柏，因前二药多清上焦之热，黄柏着力中下焦，《本经》更言其"主五脏肠胃中结热，黄疸"，故此处用之甚为得宜。

结石生成，非一日之功，况且此案更是充满型结石，不知多少时日，日积月累方能形成此物。有形之物于中医视角，大多不仅阻滞气道，且侵袭血脉，可为血分之瘀；郁金，名为郁，然其功非疏肝解郁，实为活血化瘀，且专入肝胆，实为胆囊结石之要药。然胆石形成不易，消除更加不易，单纯行瘀，力度必然不足，故更用五味子、威灵仙两味特殊药物。其中，五味子味酸入肝，其可软坚散结，使结石软化，而威灵仙可通行经络，入于隧道之间，可消骨刺，两药合用，可行缓消之功，实为此案中替大黄行事之药。

方中再以石韦、海金沙配之，二药为治疗石淋之要药，通行水道、滑利解石，是行泌尿结石之用，胆囊结石用之，取其引湿热入膀胱，使其从尿而解，是给其以去路。再加青皮、厚朴，为肝脾下陷而设，两药合用可疏肝健脾、固护脾胃。

正法治胆囊结石，当从阳明腑祛邪排石，但此时土虚象已现，阳明不耐攻伐，故后道不通、用前道，如不予出路，湿毒邪热松动，无处安放，岂不发为黄疸？

学生体会： 冉老师此方，嘱病患服 3～6 个月再往复查，因石形坚实，恐难短时消溶故也。此案病患未能有效追踪回访，甚为可惜。但从此案可知老师遣方用药思路、方法，我辈治疗此病，调配药石，当宜不违此法。

2. 溃疡性结肠炎

孟某，男，28 岁，2010 年 6 月 8 日因反复腹痛伴脓血便 5 余年，加重 2 周就诊，已于外院诊断为溃疡性结肠炎。症见：腹痛，时有脓血便，大便 4～5 次/日，里急后重，面色萎黄。脉弦滑，舌淡红，苔花剥。既往有肛瘘病史。

诊断：溃疡性结肠炎/肠风下血。

辨证：湿热客肠。

治法：清热除湿。

方药：加减桃花汤化裁。赤石脂 30g，桃仁 9g，干姜 10g，生薏苡仁 30g，冬瓜子 10g，白芷 10g，槐角 9g。

此案患者服药后痛泻均减，后复诊仍以此方加减。冉老师类似案例颇多，多能临床治愈而久不复发。

冉话： 脾胃之病，最是难治。一则患者难以严格要求自我，控制饮食，稍有不慎，便易伤及中土。二则中药非若西药，大多还是采取口服之法。口服药物，若中焦脾胃之力不行，纵有大罗仙丹，入于脾胃不能行药事，也是无济。三则人异于动物者，以其善想善思，这固然为人类创造诸般奇迹，但也使人暗耗精血，精血一伤，五脏皆损，心损则火扰，肝损则克伐，肺损则燥结，肾损则水犯，中损则仓廪不安。溃疡性结肠炎，症以腹痛、脓血便、里急后重为特点，此为中医痢疾之特点，当从湿热之法论治。

学生提问： 此案既是肠风、痢疾、湿热下注，何以不用槐角散、地榆散类方清热祛湿，纵使不用清利之品，当以健脾和中为法、补益中焦方是。此案竟以桃花汤治之，赤石脂收涩敛肠，岂不将湿热留于肠腑，闭门留寇，日后岂不更发肠痛，甚或肺痛吗？

冉话： 解此，当先议赤石脂之功用。《本经》曰："主黄疸，泄痢，肠澼脓血，阴蚀下血赤白，邪气痈肿，疽痔恶疮，头疡疥瘙。"《别录》曰："疗腹痛泄澼，下痢赤白，小便利，及痈疽疮痔。"《日华子本草》曰："治泻痢……排脓，治疮疖痔瘘，养脾气。"此药主治黄疸、泄痢、痈疽疮疡之患，《日华子本草》更直言此物排脓，与后世医家认为的固脱收敛南辕北辙。家父认为赤石脂应为排脓生肌之圣药（详见冉雪峰解桃花汤），故此案用之，当无留弊之嫌。

家父于桃花汤方解中曾指出，下利、便脓血，为中医学痢疾发展之末期，变化之重症，肠穿膜烂，此时清无可清，补无可补，唯有以赤石脂排脓生肌，弥补破损之处。此时再予干姜维护中气，接续将绝之中阳，其虽性热，但用量不重，不致引动热邪。他于桃花汤中发明新意，更以薏苡仁替粳米，除有健脾益气、滋养阴分之功，更有祛湿排脓之效。配用冬瓜子，半合千金苇茎汤之意，以肺与大肠相表里，肺痈用药可兼于大肠。

白芷专入阳明，既可祛风、达肝郁、疗腹痛，又可除湿痹，兼可排脓生肌，然此物同为辛热之物，何以又用之祛湿热，因本草多言此物质极滑润，能和利血脉而不枯耗，用之有利而无害。

方中最末伍以槐角，入血分清湿邪、凉血热，是为肠风、痢疾正治之药。

学生体会：统而言之，溃疡性结肠炎应为中医学痢疾之末期症状，阳气衰败，此时不以常法治之，应尽量保存正气，恢复阴损，正复方能祛邪。祛邪之物以排脓生肌药物为主，是抓准病机要点。痢疾重症肠穿膜烂，此清无可清，补无可补。此案最妙是赤石脂作用之发挥，如若桃花汤、赤石脂真为收敛固脱之物，此湿热留于里何以自安？何以不发痈脓？何以不作腹痛？究其然者，以其湿热痈脓已去，正气自安也。故言：尽信书不如无书，如若盲信《珍珠囊》《本草纲目》固脱、收敛之言而不省，恐一世不能入于殿堂。

3. 慢性胃炎、反流性食管炎

闫某，男，43 岁，2009 年 11 月 24 日因反复上腹、食管疼痛 10 年就诊。症见：上腹、食管部位持续性疼痛，夜间可痛醒，空腹痛，纳后略好转，吃生冷、辛辣、甜腻物疼痛可加重，春秋重，夏季轻。足底受凉后，上述症状亦可加重。纳少，便干数日一行。舌偏暗，脉沉细。有不食早餐习惯，间断口服西药进行治疗。

诊断：慢性胃炎 / 胃脘痛。

辨证：肝郁脾虚。

治法：疏肝健脾。

方药：四逆散化裁。柴胡 9g，苏叶 6g，干姜 3g，佛手 9g，香橼 9g，赤芍

9g，生甘草 6g，厚朴 10g，瓜蒌 10g，焦神曲 10g。

冉话： 胃脘痛，《伤寒论》所载多因表证误下、水湿停于心下所致，临床中也可见到。但目前胃痛患者，也有较多为内伤所致，因现时饮食多寒凉，且世人多不慎食、不慎居，更易伤及脾胃。此案患者不食早餐，患病后仍不忌生冷、辛辣之物，与内伤致病相符。另外，现代人压力甚大，情绪致病不容忽视；患者空腹疼痛、纳食后好转，即为肝克虚土之象，土得食则满而不空、食甘甜可缓肝急，故见上症。患者食管部位兼见疼痛，此处中医当辨为胸痛，此病乃中土受伤所致。一则脾虚津液不循常道布散，上焦之气不荣上焦，反积为痰湿，可见上症；二则胃虚不能行肃降之令，水谷之海不能纳水谷，溢而上犯，故见上焦不畅。分析来看，此病为饮食、情志致病，肝郁脾虚之证。

肝郁脾虚，大抵柴胡类方易效，旁人喜用逍遥散，我认为四逆散甚效。学方要学法，切忌形成固定模式。患者主症疼痛，肝郁脾虚辨证无异议，其受凉发痛，是为阳气不足，难耐寒邪。故此案以四逆散做底，佛手、香橼代枳壳，偏重疏肝之功，不用枳壳行脾实之力；暗含逍遥散之意，用干姜代生姜加强温中之力，不取其疏散，以苏叶代薄荷以疏肝，但用温避寒，防有寒凝之患。另外，四逆散还暗含建中之意，芍药、甘草，一破营血之瘀、肝气之郁，一缓和诸药、舒和肝木，伍以焦神曲，既有发散之意，又有健脾之功。此处但用神曲，不用麦芽、山楂，以此患积食不甚，不宜用此药克伐也。此案患者病久体虚，且病在中土，药事最难起效，需用药精练，直达病所，且不可因习惯、思维定式即开三仙（神曲、麦芽、山楂），此时多一药则多一分消耗，此即"使药之力用于刀刃上"。

患者食管疼痛、腹痛，中上焦窒塞可见，此时见大便干燥，知非热非燥，是因脾虚不能布津液，所谓太阴中见阳明也。故此时以瓜蒌化上焦胶结之痰热，厚朴燥脾湿、降中焦之痰结，上中焦得通，津液得下，大便自然得通。另外，现代研究表明，神曲为发酵而成的制剂，含有丰富的消化酶，可促进肠蠕动，帮助缓解便秘。方药对症，患者药后自然胃痛大减，大便亦不再干结。

学生体会： 患者此后复诊，冉老师仍以此方加减，因其食管、胃痛见轻，减去瓜蒌祛实之药。患者诉其服药后上泛酸水，加乌贼骨抑酸（《现代实用中药》"制酸药，对胃酸过多、胃溃疡有效"），乌贼骨专入肝经血分，通营达郁，以酸为木味，木郁则本味现，故以此治以达木。

学生提问：他医治疗反酸之疾，或用吴茱萸，或用煅牡蛎、瓦楞子，取其达肝通郁清热之功，此处用之可否？

冉话：此案患者脾胃已虚，用药宜清灵，吴茱萸虽可治酸，但其辛热之性太强，极易伤人正气；牡蛎、瓦楞子虽也可抑酸，但只宜治湿热实阻之酸，因其质沉，使人中气下陷，且过服金石之物，仍易伤人脾胃，故强人可服，虚人不可服；制酸药中唯乌贼骨质轻力薄，达肝而不伤脾胃，故此处用之。

学生体会：患者坚持服药，胃痛几平，反酸尽消；再视，冉老师收功以小建中汤，此时肝气已平，升降如常，自可放手以补益之法。

此类虚实夹杂之病案，临床甚为多见，但于门诊完整治疗的甚少，此案为保存较完善病例之一。中医人治病，多傲于治好一症。然细细思之，何傲之有？愈症强乎，还愈病强？中医人当沉淀心思，审评病案，细究其因，常考其变，辨明病、症，以长远视角视人视病，方能使民众远离病伤。

4. 慢性胃炎

杨某，男，31 岁，2008 年 12 月 29 日因反复上腹疼痛 1 个月、加重 1 周就诊。症见：反复上腹疼痛、疼痛呈针刺样、晨起、睡前明显，进食后加重，疼痛时反酸、烧心；发病与饮食不节有关，口服吗丁啉前症稍缓解，自诉不畏食生冷、寒凉物。腹泻史 2 年，自诉与进食相关（具体诱发食物不详），近几日腹泻。反复头痛史 7 年多，每月发作 7～8 次，头痛为颠顶跳痛，睡觉时亦有抽搐感，痛时可伴恶心欲呕。此次腹痛发作引发头痛、干呕，持续时间长，甚至可持续一天，近几日头痛时发时止。苔腻，脉未录。

诊断：慢性胃炎 / 胃脘痛。

辨证：肝郁脾虚。

治法：疏肝健脾。

方药：枳术丸加减。枳实 10g，苍术 10g，藁本 10g，羌活 5g，葛根 10g，荷梗 10g，升麻 5g。

冉话：患者为壮年男性，饮食素不节制，虽有陈疾，但不以为意，是可勉力支持。其反复腹泻 2 年，虽有食物诱发之因，但若其脾胃不虚，何以饮食稍有不慎即便溏、泻水？此次发为上腹痛，同样与脾不无关系。患者晨起、睡前、进食后加重，其时恰与辰、戌、丑、未四土令时相契合（辰、戌为 7～9 点，丑、未为1～3点），土时主令，更添脾胃壅滞之气，故此时口服吗丁啉加强胃排空能达到缓解症状的目的；如若患者为肝气犯胃引起的上腹疼痛，多需要抑酸护胃药物治疗方能起效。另杨某素有头风，部位在颠顶，临证多辨为厥阴头痛，用药多于疏肝和胃中着力。患者头痛时伴恶心呕吐，亦正为肝木伐胃之征。此次发病牵涉旧疾发作，以土虚木自横也。

学生曰： 此案为脾虚肝郁之证，当以小建中汤和中健脾、疏肝解郁。方中既有健脾之甘草、饴糖，又有疏肝之桂枝、白芍，应有良效。

冉话： 此案患者发病有饮食不节之因，非真中气虚。小建中汤有三个用方指征：①空腹痛、进食后缓解，中气虚才能用；②反酸烧心不能严重；③舌苔不能厚腻，胀满不重。此案患者舌苔厚腻，反酸、烧心均有，有实证表现，不应再添过分甘缓之物，增湿增滞；芍药合甘草虽能止痛，但其为补养而来，使用时搭配姜、枣于虚证更合适。

此案当处以枳术丸，以枳实行气宽中、消食化积，实为中药之吗丁啉；苍术健脾而燥湿，补而不壅，又有止泻之用。患者饮食不节后上腹胀、满、痛，为实证，行气即可，虚痛者才可以甘药缓之。当知古方有黄芪建中汤、当归建中汤，而从无枳壳（枳实）建中汤。

学生体会： 此案患者素有头风之患，故用药稍有加减，试阐述如下。①以苍术易白术，加强外散之力，于里可健脾燥湿，于外可发表散湿。②藁本，张元素曾评价此药"颠顶痛，非此不能治"，患者颠顶痛，故用之；此药为太阳经药，《本草汇言》言其"升阳而发散风湿，上通颠顶，下达肠胃，可辟雾露之气"。杨某素不知保养，头风、腹泻多年，表里俱有邪，藁本一药既可疗痛疾，又可祛邪气，用之甚宜。羌活亦为辛温发散风湿之要药，临证时有以此代麻黄之案例，但此药更能胜湿，配伍藁本可开门驱盗，使邪去而正安。③荷叶、升麻、苍术，此方为冉老师习用清震汤，出自刘完素《素问病机气宜保命集》。此案冉老师以荷梗代荷叶以加强宽中之能。清震汤原名升麻汤，为治雷头风之方，荷叶长于解郁消暑，升麻长于解毒升阳，苍术长于健脾燥湿，但均可升散辟秽，合而用之，有升清降浊，使阴阳复位之功。此案患者外有寒湿束表，内有脾湿壅滞，且症夹头风，此方既可疏表，又可清里，药位又趋上，故合用之。葛根一药，可起阴气、升提阳明，使阳气趋上而浊阴自下，与清震汤作用类似。现代药理学研究表明，此药可改善脑血流供应，改善头痛症状，故用之。

5. 慢性乙型病毒性肝炎

【案一】杨某，男，17岁，2009年3月因发现"乙肝大三阳"半年初诊。患者参军时发现"乙肝大三阳"，无任何不适。舌淡红，脉略弦。

诊断：慢性乙型病毒性肝炎。

辨证：肝胆湿毒。

治法：疏肝利胆。

一方：茵陈蒿汤加减。茵陈10g，栀子10g，黄柏10g，大青叶10g，牛蒡子10g，郁金10g，赤芍10g，牡丹皮10g，土茯苓15g，生甘草10g。

2009年4月21日二诊：服药后ALT（谷丙转氨酶）由134U/L降至90U/L。

二方：茵陈蒿汤加减。茵陈10g，栀子10g，黄柏10g，大青叶10g，牛蒡子10g，赤芍9g，牡丹皮9g，党参15g。

冉话：肝脏感染病毒，必然局部有炎性反应，胆汁疏泄迟早受到影响，治疗一定要以疏肝利胆为法。肝炎病毒为外来之物，非风、非寒、非湿、非火，是为外毒也，且此物仅侵袭于肝，治疗当以护肝为着重。

学生体会：古时看病，往往因为患者出现临床症状方来就诊，医者疗疾实为扁鹊所言之下医治已病。西医学提供了更多先进的检查手段，使得现在的人们能够更早地发现疾病、治疗疾病，此案便是如此。患者无症状而就诊，是提供给我们的"中医治欲病"，而"上医治未病"则需要我们医务工作者对民众开展更广泛、更深入的健康宣教，使其能慎起居、节饮食、安神定志，方能使人民益寿延年，最终享圣人之道。冉老师视病，素不避西医学，认为中西合璧才能更好地造福大众。

冉话：初诊疏肝利胆首选茵陈蒿汤，但此病为肝病，见肝之病、知肝传脾、当先实脾，故以黄柏易大黄，有清热解毒之功而不寒利；另毒犯肝胆，极易传脾，肠胃常因湿热蕴结，黄柏能除肠胃结热，用之更宜。此病病位在肝胆，肝胆行相火之权，外毒侵袭，易化瘀结，茵陈善治热结，用之可护肝阴，减轻局部炎性反应。肝胆疏泄不利，阳不用事，脾土湿气自生，此案用茵陈可利湿，栀子、黄柏可燥湿，三药均寒凉，虽于气分走动，但不致有引动瘀火之虞。赤芍、牡丹皮、郁金活血化瘀、疏肝利胆，行血分滞涩，以肝毒犯肝，非常病传变，毒性深重，必牵连气血双部。另外，郁金兼有抗乙肝病毒作用，于临床用之也可以姜黄代替。肝病脾亦病，生甘草既可健脾除湿，又可清热解毒，亦双效也。

学生提问：此案用大青叶、牛蒡子、土茯苓何解？此人咽痛、湿疮、发热、身黄等症均无，依何依据选用上药？

冉话：大青叶、牛蒡子两药为时方大青牛蒡汤，此方原治咽痛、大头瘟毒之类病，但实为疏散外来毒邪所设，此患岂非外毒侵袭耶？查《名医别录》言大青叶"杀百药毒，解狼毒，射罔毒"，《药性论》言牛蒡子"散诸结节筋骨烦热毒"，百毒可解，肝毒不能解？大青叶清血中热毒，牛蒡子清气分热毒，两者合上药，相得益彰。而土茯苓善治杨梅疮毒，且有清热利湿之功，用于此处，既能解毒，又可使毒邪、湿热有离去之道。用药总要一药多用，量小力专。

冉话：患者服药后肝功能好转，二诊换汤不换药，仍以此方加减，但去土茯苓、郁金、甘草，易党参，以湿邪胆郁渐轻，去伐利之物，增补养培本善后耳。西医药理研究表明，党参有抗炎、保护胃黏膜、修复损伤细胞等功能，此处用之可固本强身、延缓病毒损害。

患者目前无临床表现，如出现腹泻，用四逆散效佳。

学生体会：冉老师素不避伤寒、温病之争，他认为温病学的出现是一种进步，其用药方法是对中医治疗的一种良好的补充。如视寒凉药为毒物、害虫，心中只有一团真气、元阳。试问，冲锋陷阵，只有带兵之将，而无行军之士，可否？战敌不胜，是甲兵无用，还是将领无方？外敌临门，只护心君，何人护民？天下万民不安，君主尚宁？

【案二】徐某，男，38岁，2008年11月25日因发现乙肝2年初诊。患者胁肋痞满、面黄，精神困顿，腰背酸痛；ALT、GGT（谷氨酰转肽酶）、AFP（甲胎蛋白）升高，高血脂、高尿酸、高血压；肝硬化、脾大、门静脉高压，有慢性胆囊炎病史。纳差、便稀。苔白腻，脉细。

诊断：胁痞。

辨证：湿热中阻，肝脾不和。

治法：清化湿热。

学生体会：乙肝为西医学概念，古时并无此病认识，自然更无此病命名。中医释名解病，大多以临证表现代名，中国中医科学院广安门医院消化内科刘绍能主任、陶夏平主任主持分析研究了慢性乙型病毒性肝炎的中医命名，提出胁痞这一命名法，此处借用，较胁痛、黄疸等命名更为恰当。乙肝成因，上案已述，不再赘言。此案患者病史绵长，病势较重，但患者信念坚定，依从性高，坚持服用冉老师中药直至先生登遐，疗效好而治疗过程完整，故录此案以飨读者。

一方：茵陈蒿汤加减。茵陈 12g，栀子 9g，黄柏 9g，莪术 6g，赤芍 9g，五味子 9g，大青叶 9g，土茯苓 9g。

冉话：乙肝案用茵陈蒿汤清热利胆，大青叶等解毒（诸药作用、立意与上案同，不再复述）。此处新入莪术、五味子两药，以此案患者病情不同于杨案，徐某胁肋痞满、面黄，ALT 升高，肝硬化、脾大、门静脉高压已现，是疫毒已于体内生根发芽，肝胆癥积已成，且其 AFP 升高，有肝癌发病风险，积聚程度深重。故以五味子入肝软坚散结，兼护肝阴，莪术行气破血、消积散结，对症下药。莪术攻伐太过，《雷公炮制药性解》言"虚人禁之"，《本草正》认为其"性刚气峻，非有坚顽之积，不宜用"，病患有顽积但亦体虚，故仅用 6g，以轻药去缓积，如用重剂恐有败中气之嫌。

2008 年 12 月 9 日二诊：患者服药后面色改善明显，精神转佳。腰酸背痛减轻；纳佳，眠浅不安，便不成形。脉细改善，苔腻。

患者服上药，肝气得畅、胆火得舒，气机舒畅则脾气渐复，火气得行则卫外得固，脾气复则纳佳，卫气固则寒湿不驻，疼痛自除。

二方：效不更方，守方加郁金 5g。

冉话：郁金疏肝利胆、活血化瘀，可促进胆汁分泌，此案患者患慢性胆囊炎，用之相合。郁金诸般好处，为何一诊不用，而此时方用？概因一诊患者痞块坚硬，需消融冰山，再行疏凿也。

2008 年 12 月 23 日三诊：神疲乏力继续改善，便转成形，药后口略干。药后胡子部分变黑，少量仍白，睡眠好转。舌暗红、苔略黄腻，脉沉弦。

冉话：患者继续服药，脾气渐复，大便转实，精气日振，甚为可喜之处，患者胡须转青，此为气血上荣之兆也。《灵枢·五音五味》云："美眉者太阳多血，通髯极须者少阳多血，美须者阳明多血，此其时然也。"患者胁痞为少阳气血阻滞，自然须髯不荣，现服药多时，胁痞渐消，少阳舒达于面，故须髯转青。

学生体会：此案冉老师未用任何养血安神之药，未用和胃化痰之品，徐某睡眠却逐渐转佳，说明睡眠与相火循行密切相关。血亏阴虚则火不秘藏而扰心，痰湿阻中，火遭格拒而扰上，外邪侵扰，吸引相火于上而犯宫城，胆道为阴邪所困则郁而烦心，诸般种种皆可不眠，但都与火不归位、神不安藏相关。故临证有以小柴胡疗失眠，有以桂枝汤疗失眠，或以麻黄附子细辛汤治之，百方百法，均可疗疾。医者治病，当先议病而后议药，不然，思绪不清，用药无向，见一患便试一方，永不登殿堂门阶。

三方：茵陈12g，栀子9g，黄柏9g，郁金10g，厚朴10g，茯苓10g，三棱5g，鳖甲15g，土鳖虫3g。

冉话：中药服久易产生耐药，需时时更换，保持机体有效反应，此所谓"换汤不换药"。患者药已中的，主方不变，去赤芍、莪术、五味子、大青叶、土茯苓，加三棱、鳖甲、土鳖虫、厚朴、茯苓。患者痞硬已软，胆腑郁火渐散，精神转佳，面色转红润，毒火渐平，正气已复，过用寒凉恐伤脾胃。故去青叶、土茯苓；而以三棱、土鳖虫替赤芍、莪术行活血消癥之功，以鳖甲易五味子行软坚散结之权；厚朴燥湿健脾兼有行气之功，为脾虚有实者良药；茯苓健脾、利湿，较土茯苓更温和，仍给邪以出路，但不凉中土。

学生体会：此处细析更换的活血三药。①三棱：三棱、莪术两药性皆微温，均为化瘀血之要药，一般认为，化血之力三棱优于莪术，理气之力莪术优于三棱，临床常两药同用以疗心腹痛、胁下胀、血凝气滞。故此处三棱、莪术互换，不难理解。②鳖甲：鳖甲一药，《本经》言其"主心腹癥瘕坚积、寒热，去痞、息肉、阴蚀、痔、恶肉"；吴鞠通"青蒿鳖甲汤"用鳖甲取其直入阴分，又能从阴出阳，消积散聚，使邪热外达；后世以此药为滋阴潜阳之要药，属于认识上的偏差。鳖甲味咸，善软坚散结，仲景鳖甲煎丸，将其与土鳖虫等一众活血破瘀药合用以治疗疟母，滋阴之功或有，但绝不应该提为主导。疟母为病，即瘀血结于胁下，化为癥块，伴发疟患，其描述与现代之肝脾肿大相似。鳖甲煎丸目前亦有临床研究证实具有抗肝纤维化、抗肿瘤等功效。此处以鳖甲、土鳖虫代鳖甲煎丸，取其意，不用其全药，因患者疟母未成，不需急攻。③土鳖虫：土鳖虫主血积癥瘕，有改血道之功。笔者所在科室曾有以此药治疗肝硬化腹水案例，以胁下癥瘕既阻气道，又阻血道，气道不通则痛，血道不通则瘀，瘀而营气不循常道，注于腹为腹水，注于胸为胸水，诸般症状，与西医学肝硬化腹水、肝性胸水之症甚为相似。故此处用之，既可破癥瘕，又得西医学验证可缓解门脉高压症状，故用之。冉老师用此三药，鳖甲用药最重、三棱次之、土鳖虫最少。以鳖甲质坚难溶，且性味温和，行软坚消癥之功，故用重；三棱行气活血，攻伐之力居中，故用量持中；土鳖虫类药走经窜络，横行霸道，患者正气虽复，但仍较常人欠缺，不可似下瘀血汤般重用，故取少量以为辅佐。

2009 年 1 月 20 日四诊：患者面色改善，仍略显青灰；空腹、进食后觉胃脘隐痛；口干、苦止。苔白腻、微黄，脉未录。

冉话： 患者服药，精神日佳，治疗方略正确无疑。其口干、苦止，说明停于阳明之湿毒渐退。其空腹、进食后腹痛，乃因中焦湿退，现其本虚之象，肝犯胃脘而见疼痛。患者实邪日消，虚象渐明，故更方。

四方：四逆散加减。柴胡 10g，枳壳 10g，白芍 10g，炙甘草 5g，郁金 10g，茵陈 10g，栀子 10g，青皮 5g，莪术 10g，鸡内金 10g。

冉话： 此诊更换主方，以四逆散替茵陈蒿汤，原因释下。此时湿毒瘀阻已开，原先郁遏之肝气、胆火发出，但其气、其火虽出，气道仍不通畅。柴胡、枳壳均味苦性温，苦性开泻、温性疏散，用之可开气闭、行肝胆之郁，但如一诊即用此药，恐无效而反减轻其他药之药力也。另用白芍而不用赤芍，以白芍亦有赤芍破血结之功，兼有收敛肝阴、缓和肝气之能，合甘草有柔肝定痛之用。茵陈、栀子、郁金、莪术用药分析如上。此方仍暗含茵陈蒿汤之意，但去黄柏不用，因黄柏去肠胃结热，而患者口干苦缓解，阳明结热已有消退之征，且土虚胃痛症现，过用则凉肝遏木，更增不适，故去之；但湿热居土甚久，非一时能消，故以鸡内金代黄柏行事，以鸡内金既可健脾宽中、消磨饮食，又可化瘀积、除瘀热，可善黄柏之后。用青皮，因其善入肝破结，且有疏通之性，善行滞气，此案肝气犯胃证出，以青皮可专入气分而止痛。

2009 年 2 月五诊、3 月六诊：患者面色、精神进一步改善，腹痛、腹泻好转，肝功能等各项指标接近正常，肝硬化，仍脾大，血小板略低。胡荏全青、未见白须。饮食佳，脉略弦。

五方：守方。

六方：原方去青皮，加三棱 10g。

冉话：四逆散治疗肝硬化而腹胀、两胁胀痛者，一可引经，使药入于肝胆，二可散结，促进胆汁分泌，改善消化吸收。患者服此方精神日佳，诸症皆退。

学生体会：此后数诊，患者于冉老师处数易其方，时而加马鞭草解毒化瘀，时而加丹参活血散瘀（丹参有抗肝纤维化之功用），或用苏木、合欢皮、水红花子活血利水，或加金钱草、车前草利湿祛实，但总以四逆散、茵陈蒿汤为主方，三棱、莪术、鳖甲、郁金等为辅。末次就诊时患者临床症状基本消退，肝功能恢复正常，彩超提示脾脏厚度由 55mm 减小至 44mm。此案虽然效佳，但医者仍应知晓：此病毒邪深入，已伤人真气，服药控制使毒不发已属成功，如此人事后不能善加调养，难保不会再生肝毒之害。

6. 结肠炎

张某，男，69岁，2009 年 6 月 2 日因休息痢就诊。患者曾发脓血便 2 次，均按结肠炎治疗后好转。脉弦数。

诊断：结肠炎 / 休息痢。

辨证：气血不足。

治法：益气养血。

方药：琼玉膏加味。生晒参 60g，生地黄 90g，茯苓 90g，何首乌 60g，白芍 90g，豨莶草 90g，白薇 60g，三七 30g。

学生体会：休息痢，指下痢时发时止，日久难愈，饮食衰减，精神颓败，腹痛里急，便夹黏液或脓血。《圣济总录》云：肠中宿夹痼滞，每遇饮食不节，停饮不消即乍瘥乍发，故取名为休息痢。而《扁鹊心书》言：痢因暑月食冷，及湿热太过，损伤脾胃而致……若下五色鱼脑，延绵日久，饮食不进者，此休息痢也，最重，不早治，十日半月，害人性命。综上而言，休息痢有着虚实夹杂之特性，但虚象更著也。

冉话：患者虚损，以补养为要。此案不以汤方治之，改以丸药缓补，因其气血大虚，汤药荡涤不一定有功，而丸药舒缓可有奇效。方用琼玉膏加减，方以膏为名，但不作膏方，亦为脾胃考虑。人参大补气血，大补脾胃，安和五脏，其质偏阴，于此案久痢伤津之人甚宜；茯苓健脾益气，利小便以实大便，与人参、甘草、白术合为经典处方四君子汤，善治脾胃不足、泄泻无度。此二药用之无大争议。豨莶草，味苦寒，以治疗下肢痹证而闻名，此处用之，取其既可疗风，又可利湿。休息痢即肠风下血之变证，有风湿瘤瘕，仍需攻之。豨莶草气味猛烈，走窜开泄，但此方为丸药缓治，有蜂蜜和丸，是取其善行腔道之性，去其暴躁之力也。肠风伤阴动血，使人阴伤津亡，遂致休息，需以养阴生津，固城守堤，方能求得缓解之机。

方中另有半数阴柔之品：用生地黄、何首乌养血益阴，一可疗虚损，二可清肺火以节上源，上源清则治节行。痢疾湿热最易留瘀，此药合芍药、三七可破瘀活血，血脉畅通则不溢，血归则精气生也。白薇善消阴火、虚火，患者久病痢疾，阴血大亏，五心必然烦乱，故用之。此患虽脾土不足，但阳明胃腑尚安，受纳功能多无妨碍，丸药于脾缓补，不过分其能，只要患者谨恪守己，当也无事。

学生体会：何首乌一药，争议最大，古医常用之养血润发、补益精气，例如《本草纲目》言"何首乌……能收敛精气，所以能养血益肝，固精益肾，健筋骨，乌发，为滋补良药，不寒不燥，功在地黄、天门冬诸药之上。"然而现代药理研究证明，何首乌可导致肝损害，且发生频率之高、发生案例之多非偶然可以解释。为何一味不寒不燥，功居地黄、天冬之上的药物会引起如此严重的不良反应，而地黄、天冬反而没有呢？清代名医陈修园于《神农本草经读》所言可供参考："何首乌之味最苦而涩……若谓何首乌滋阴补肾，能乌须发，益气血，悦颜色，长筋骨，益精髓，延年，皆耳食之误也。……涩滞如何首乌，何以能滋？苦劣如何首乌，何以能补？今之医辈竟奉为补药上品者，盖惑于李时珍《纲目》不寒不燥，功居地黄之上之说也。"陈氏主张何首乌唯宜用于久疟久痢而甚效，以何首乌直入少阳之经，气雄折邪，味涩涩肠。久痢者，阳气陷下，何首乌生发少阳之气，不燥而兼有收涩之功，故效佳。

陈修园虽贬斥何首乌如是，但临床中擅用何首乌的临床医生比比皆是。为了更好地运用此药，我们不应片面地解读它，而需在科学手段的辅助下进一步研究和探索其药理效用及不良反应，使其能够更好地为人类所用。

7. 肩胛区酸痛（胆囊炎、胰腺炎、胃炎）

李某，男，37岁。2008年10月21日因右肩胛区酸痛3个月就诊。患者时发疼痛，其势走窜不定。眼痛、腰痛、胃烧灼、胀满，急躁易怒、乏力。大便2次/日。舌暗、苔薄黄、脉沉细。曾先后两次发作胰腺炎，病发时伴有黄疸。既往饮酒多，饮食多无节制。有慢性胃炎、脂肪肝病史。

诊断：痹证。

辨证：湿阻气机。

治法：行气化湿。

方药：四逆散加味。柴胡 10g，白芍 10g，枳壳 10g，甘草 6g，郁金 6g，厚朴 6g，焦麦芽、焦神曲、焦山楂三仙各 6g。

冉话：治疗疾病要有整体观，肩胛区也是身体的一部分，切不可一见后背酸痛便予舒经活络、散寒除湿之品。西医诊断学提示我们，肌肉、关节处的疼痛不一定都是外伤劳损，也有可能是复杂的内科情况所致。

难道中医就无此类认识？非也。《素问·脏气法时论》即载"心病者，胸中痛，胁支满，胁下痛，膺背肩胛间痛，两臂内痛"，心者、火也，故知肩痛必有火气运行不利。手太阳小肠经绕肩胛，与心经互为表里，同属火。此患长期饮酒、不忌生冷寒凉油腻荤腥，损小肠受盛之能，化物不出，湿停经络，火运不行，故见肩痛。

经脉循行提示：小肠手太阳之脉，起于小指之端，循手外侧上腕，出踝中，直上循臂骨下廉，出肘内侧两骨之间，上循外后廉，出肩解，绕肩胛，交肩上，入缺盆，络心，循咽下膈，抵胃，属小肠。

冉话：四逆散疏肝散火、透热解郁，再益郁金解肝胆之郁，厚朴燥脾胃之湿，三仙消食、生发阳气，并不专用葛根、桑枝、威灵仙一类通经活络、止痛消炎之药。

学生体会：李阳波先生认为，四逆散为少阴不及之方，柴胡、白芍、枳实均以苦入心，柴胡、枳实性温善发，可补少阴君火，火可生土，合甘草又可健脾和中。此也是四逆散一种别致解法。

此案患者心火不及、小肠化物不能，津液不能正常分布而为湿，湿邪停肝则为脂肪肝，停胰则为胰腺炎，停胆则为胆囊炎，停胃则为胃炎，停肩胛则为肩痛，故而周身之疾病，均由此而生。患者饮酒过多、饮食不节，火上浇油，故而两发重病。

2008 年 10 月 28 日二诊：患者服药 1 周肩痛、胃胀均减，乏力好转，仍易怒、眼屎多，大便成形。苔薄微黄，脉弦。

二方：原方去郁金，加姜黄 6g，佛手 6g。

冉话：效不更方。姜黄、郁金同性同用，更换药物乃为保持机体敏感性；另姜黄化瘀之力更强，且有治颈肩疼痛之效，用之更宜。患者久怒伤肝，以佛手解郁而不伤阴，为疏肝妙品，故用之。

学生体会：后患者未再复诊，其爱人看病时代诉其病已明显好转。

三、呼吸科疾病

1. 支气管哮喘

杨某，男，30岁，有哮喘、过敏性鼻炎宿疾，2009年6月23日因喘鸣发作就诊。症见：干咳、喘息、气促，鼻塞、流涕；恶凉风；小便黄、大便略干。舌红，苔白腻。

诊断：支气管哮喘 / 哮病。

辨证：肺虚寒证。

治法：温肺化饮。

方药：甘草干姜汤加味。干姜10g，炙甘草10g，白果10g，瓜蒌10g，薤白5g，厚朴5g，杏仁10g。

冉话：中医名言"内不治喘，外不治癣"，此喘非单指喘病，哮病亦在其列。哮病大多自幼而发，由先天禀赋之因，多由外界刺激诱发，有肺卫不调之过。古方有射干麻黄汤治喉中如水鸡声，其实即是哮病。射干主喉痹，清热消肿，麻黄疏散风寒，既达表又清里，故治之。（哮病病因已于前案中有所阐述，不再赘言。）

冉话：干姜、甘草温肺化饮，可化痰止咳，《伤寒论》以其消痰涎，治心中温温液液，用于此可温里，可御寒。此病属陈疾，虽有恶凉风，但无明显风寒外束之象，故不用麻、桂。此时用干姜可从里达外，御寒强身，减少疾病发作频次。患者鼻塞、流涕，无打喷嚏，同样说明风寒不甚，里寒较重，以脾与肺同属太阴，温脾自可温肺，故不用他药，干姜即可治之。

学生体会：世人均道生姜走而不守，干姜守而不走，果真如此？如生姜只解表散寒，何以小建中汤仍用生姜三两，难道仲景不忧其走散中阳？如干姜果真守中焦而不走，何以可化上焦心肺寒痰？故对部分刻板言论不敢苟同。生姜、干姜均着力中土，只是生姜强于散寒，干姜强于温中而已。

冉话：患者病为寒，其喘哮、气促，乃肺气闭塞，宜加肃降肺气之药；虽大便干燥，但并非火气郁闭，不宜枳实、大黄下之。寒喘，仲景用桂枝加厚朴杏子汤，此处可借用之，加厚朴、杏仁下气平喘。厚朴、杏仁除入肺降气，兼可入大肠，可开通腑气，润燥通便，不必一见便干即予苦寒泄利之物。此案兼用白果，此物有毒，服用过量使人晕眩，李时珍言其收令太过，此案哮病乃肺金收摄无能，用之恰能疗疾。此药治疗各种喘病颇有良效，但此物终究非平和王道之品，宜中病即止，方可不为后患。

哮病有宿根，此方虽包含温中、降肺、收肺、固中多种药物，但非寻常药物可动其根基，瓜蒌、薤白二药均带咸味，可软坚推陈，瓜蒌消结痰、散痈毒，通胸中郁热，代射干行定哮之功，薤白通胸阳，除胸腑败疮。如不用瓜蒌、薤白，咳喘亦可平，但用此物，可直捣黄龙，能速效而减少复发。

2009 年 7 月 7 日二诊：服药两周，患者哮喘、流涕等症均减。

二方：干姜 10g，白果 10g，瓜蒌 10g，炙甘草 10g，桔梗 10g，枳壳 10g。

冉话：方证对应，效如桴鼓。此时乘胜追击，仍以干姜、甘草温中，白果敛肺气，瓜蒌祛浊痰；去厚朴、杏仁因患者哮喘好转，肺气壅塞已除，故不用；去薤白因患者鼻塞、流涕已消，肺中阳气已达，故减；加桔梗以其排脓、祛浊，与瓜蒌同用，一走气、一走脏，共驱外敌；枳壳一药，虽可破肺气，但也着力于中焦，一诊时不用因肺气壅闭，枳壳破壅之力不足，用之徒令人中气走散，此时患者肺气已平，需因势利导、宽中利气，使肺、肠均安，故用之。

2009 年 7 月 14 日三诊：患者再次受凉，汗出，怕风，咳嗽，吐白色稀痰，流清涕。

冉话：患者此次受凉见咳嗽、咯痰，鼻塞流涕，未见喘息气促，应以咳嗽病论治。

三方：茯苓 10g，干姜 5g，五味子 10g，生甘草 10g，细辛 3g，生山药 15g，炒白术 10g。

冉话：此方为苓甘五味姜辛汤加味。虽仍有干姜、甘草，但与上方颇有不同，一二诊患者以哮喘为主症，故方中以气药为辅；而此次患者因外感风寒、咳嗽就诊，故用细辛、五味子合之，乃仲景治疗咳嗽的王牌"姜辛五味法"。微痰致咳，著痰致喘也，细辛辛温走窜，治头脑疼痛，善温化腔隙之微痰而治咳也。五味子酸收，不唯治咳，亦保护娇脏之津液。此处更应留意，本方减去干姜 5g，是忧辛温太过会伤阴动血。山药一味，张锡纯提出只宜用生，以生用其液浓滋阴，炒用则干涩无用，故此处用生山药养护肺阴。患者易感冒，用白术健脾补肺、调中固表，有提高患者机体免疫力之意图。

2009 年 7 月 29 日四诊：患者服药后咳嗽好转，痰明显减少，但仍咽痒、胸骨后痒，跑步后咽喉痒，咳嗽加重，仍恶风寒。

四方：桑白皮 10g，地骨皮 10g，黄芩 10g，川贝母 10g，紫菀 10g，桔梗 10g，生甘草 10g。

冉话：患者服温药后咳嗽、咯痰明显好转，药效已显。患者仍恶风寒，按理当仍以温化收功。但看病要摆脱思维定式，患者受凉后咳嗽不一定就是寒证，其素来肺寒不一定此时就需温化，寒热在人体内时刻都在变化。患者此时以咽痒、胸骨后痒而咳为主症，提示病位仍在肺；患者无痰，说明痰湿已退；咽为肺胃之门户，痒为肺胃有余火未清，故宜定为肺经郁火。其跑步后痒咳加重，是阳气涌动，阳热相会，克伐肺金而痒咳。

此方为泻白散加减，是治疗肺部感染的常用方剂。此方出自《小儿药证直诀》，用药多平和而不伤脾胃。桑白皮，甘以固元气之不足而补虚，辛以泻肺气之有余而止嗽，此药既可补虚，又可行水，还兼清热，寓补于清，钱乙用于小儿，此处则用于体虚体寒之人。地骨皮清肺肾中伏火，入肾而不凉肾，可生髓益肾，肾水安则火气不能作乱，用之有功且无过分寒凉之弊端。黄芩一药，专入肺清热止咳，热则用之，寒则去之，不可过用。贝母主喉痹，润心肺止咳，世医最喜用此物止咳，中成药蜜炼川贝枇杷膏畅销海内外。然此物止咳，只当用于燥咳、寒咳、寒痰禁用贝母，以性凉增痰湿。患者虽体寒，但此时咽痒无痰，跑步而阳气生发时咳重，是郁热于肺之表现，故可用之。另外，桔梗排脓痰，生甘草缓急补中、清热消炎。最后配以紫菀，因其可清血中热，《本经》言此物可除胸中寒热结气是也。患者哮病日久，咽喉、肺脏势必停有瘀热，故用以化瘀行血、通利肺气而止咳。

学生体会：观现今之医，一遇咳嗽，不辨气血，不辨寒温，止嗽散、宁嗽饮杂乱成方，不了解紫菀、款冬之性，妄用于风寒咳嗽，无效则埋怨古贤，何不自省乎？冉老师此方，看似寒凉，实则清中有补，完全为虚人虚热而设。此后患者多次就诊，均仍以温化为主，甘草干姜汤、麻黄附子细辛汤化痰祛饮仍是正法。

　　录此案是因该患者于治疗过程中曾数度发生病证变化，冉老师每能慧眼如炬，随机应变，不避体质之寒而用寒药，真艺高人胆大也！现有医者提倡唯体质论，辨病用药只从体质出方，这是值得商榷的。人类置于茫茫宇宙之间，世间万物均能对人体造成相应的影响，仲景著《伤寒论》，盖是说明此理。

2. 慢性咳嗽

　　袁某，女，30 岁，2009 年 3 月 17 日因反复咳嗽 10 余年就诊。初次咳嗽因感冒而起，现干咳少痰、咳声低微，呼气易咳而吸气不易，夏轻而秋冬重；头昏，不喜凉食；便干多年，月经无异常。苔白，脉沉、略少力。

　　诊断：慢性咳嗽 / 咳嗽病。

　　辨证：气机不畅。

　　治法：疏导气机。

　　方药：四逆散加减。柴胡 10g，枳壳 10g，白芍 10g，炙甘草 5g，升麻 10g，桂枝 10g，诃子 15g，肉苁蓉 15g。

　　冉话：《素问·咳论》有"五脏六腑皆令人咳，非独肺也"之说。此案患者因外感而发，外感也？干咳少痰，风热风燥乎？夏轻而冬重，寒束否？此案虽因外感而发，但绵延日久，表证难循；其干咳少痰，但无恶风喉肿；其夏轻冬重，但无恶寒体痛。故知，此证非风非寒也。患者初感患咳，当有外邪，但迁延失治，故致肺气郁闭而咳；患者非阳盛之体，其不喜寒凉可知，肺气一塞，诸脏皆闭，阳气必郁遏不发而非盛于外，故而患者咳嗽夏轻而冬重，因夏助阳升也。病情日久，终致金不生水，肾不纳气，咳嗽更不易愈，且咳声日见低微，因肺气无根也；患者呼气则气散故咳剧，吸气则气纳则少咳，亦肾不纳气之过也。故治疗此病，当从内伤出发，调畅上下气机为宜。

　　四逆散疗少阴之郁，可助阳升阳，为主方。柴胡、升麻相配，一升大气于左，一升大气于右，振奋阳气为主药，此张锡纯升陷汤之意。桂枝梳理气机，仲景以此药祛在外之风、疗在内之奔豚，是言其升中又有降意，与柴胡、升麻合用则有升有降，方能走动气机。枳壳行胸肺，破郁气；白芍敛阴和营，疏肝解郁；甘草和中。诃子、肉苁蓉同用，疗肾虚咳嗽；母病及子，肉苁蓉可补受损之肾精，诃子又能纳气下归。两药合用，兼可润肠通便。

3. 气管炎

张某，女，69 岁，2008 年 11 月 18 日因反复咳嗽、咽痛就诊。近年来每 2～3 个月即发咳嗽、咽痛 1 次，最近新发 1 周，咯白痰、痰多。有糖尿病、高血压、高脂血症病史。苔略腻，脉沉细。

诊断：气管炎／咳嗽病。

辨证：风热袭肺。

治法：疏风清热。

方药：麻杏石甘汤加减。麻黄 6g，生石膏 30g，杏仁 9g，生甘草 6g，浙贝母 9g，桔梗 9g，紫菀 9g，款冬花 9g。

学生提问：此案患者咯白痰、苔腻、脉沉细，冬月发病，乃一派寒凉之象，实看不出一丝肺热征兆，冉老师为何主以疏风清热？

冉话：一因咽痛，咽为肺胃之门户，不论是否有里寒外寒，咽痛即为热闭；患者反复不愈，盖因郁热在里未清也。二因患者就诊时间适逢北京供暖，外寒而屋热，岂不合外寒里热之证？

学生提问：此患老师辨证以风热袭肺证，治以疏风清热之法，为何又言外寒里热，施麻杏石甘汤之方，岂不犯虚虚实实之忌吗？

冉话：民国姜佐景于《经方实验录》中记曰"九、十月燥气当令，喉病常多，必用辛凉甘润之法"，此证虽系咳嗽，但夹咽痛，岂非喉病？清凉甘润一法为温病家法，方以银翘、桑菊为标杆，而姜氏解麻杏石甘汤甚妙："麻黄—辛，石膏—凉，甘草—甘，杏仁—润"，正系辛凉甘润也。

此病因寒而起，但无恶寒发热、体痛项强、呕吐腹泻，故不过用辛温发表、温通散寒之药，但以麻黄开表闭、解表寒。石膏清肺热，杏仁肃肺气，甘草和中利咽。浙贝母、桔梗可消瘰疬，可散郁火，一升一降，亦有调节气机之意；紫菀、款冬花入血分清热，敛阴下行，善治久嗽。

2008 年 11 月 25 日二诊：患者服药 1 剂，即痛消、咳减、痰减。本次就诊前 3 天，咽痒稍反复，药后大便稀。苔薄黄。

二方：桑白皮 9g，地骨皮 9g，甘草 6g，桔梗 6g，百部 9g，紫菀 9g，款冬花 9g。

冉话：患者服药后表寒散，里热减，故诸症减。现稍有反复是郁热留肺，肺热灼津，宜清之。故易方以泻白散加减。桑白皮半补半泻，清热而润津；地骨皮善降肺中伏火；浙贝母苦寒，易伤肺阴，中病即止；百部善治劳嗽，清中带润，故用之；桔梗载药上行；紫菀、款冬花清热止咳，沿用。

4.感冒

白某，女，38岁，2010年3月23日就诊。就诊前3天感冒。症见：恶风、怕冷，汗出多，头痛、面热，夜间下肢发热。脉沉。平素易感冒，声音嘶哑半年。

诊断：感冒。

辨证：外感风寒。

治法：疏风解表。

方药：小柴胡汤加减。柴胡10g，黄芩9g，半夏9g，南沙参10g，炙甘草6g，桑叶9g，生姜3片，大枣5枚。

学生提问：太阳之为病，脉浮、头项强痛而恶寒。太阳病，发热汗出，恶风脉缓者，为中风。太阳病，头痛发热，汗出恶风者，桂枝汤主之。此案患者有外感史，现恶风、发热、汗出，是否属桂枝汤证？

冉话：患者虽有恶风、汗出、发热等表证之象，然面热乃热入阳明，夜间下肢发热乃热入阴分之征，脉沉亦表明邪正非交争于表，此太阳变证也，故处以小柴胡汤由里达外以解表。方中稍事加减，以南沙参替人参因其可疗音哑、清肺热；桑叶可清肺气，可协助柴胡达表，还可微补肝肾、扶正气，防感冒。

5.过敏性鼻炎

张某，女，39岁，2009年3月17日初诊。患者有过敏性鼻炎病史11年，每年春季发作，打喷嚏、流鼻涕，眼痒、肿，全身时起水疱、丘疹。此次因发病就诊。

诊断：过敏性鼻炎 / 鼻鼽。

辨证：湿热蕴结。

治法：清热除湿。

方药：大黄蝉衣汤加减。生大黄10g，蝉蜕5g，紫草10g，马鞭草15g，土茯苓15g，生甘草10g，赤芍、白芍各10g。

冉话：历代对此证论述颇多，无外肺气虚弱，卫表不固，风寒侵袭，尔或肾虚摄纳无权，气不归原，风邪内侵，用方亦多以辛温散表之方疗之，如桂枝汤、麻黄附子细辛汤、苍耳子散等。然上述诸方疗鼻炎急性发作可奏功，但慢性反复之根难除，病患症状仍易反复。需知鼻为肺之窍，肺既属金，又属太阴，故此证应多从阳明、太阴两经考虑，但凡因风寒而发，仅为诱因也，《素问·脉解》云："所谓客孙脉则头痛、鼻衄、腹肿者，阳明并于上，上者则其孙脉络太阴也，故头痛、鼻衄、腹肿也。"患者鼻炎多年，现兼见眼痒身疹，遇春而发，是湿浊移于血分，随肝木升躁而犯也，当以清血分湿热瘀毒为法。

学生体会：对于慢性鼻炎反复发作，清·黄元御曾从一气周流角度举方桔梗元参汤、五味石膏汤。此二方疗效颇佳，北京中医药大学罗大伦博士倍加推崇，原因在于此二方完全从太阴、阳明二经入手，利湿排脓，除痒涕之根。

冉老师以大黄蝉衣汤加减，实与桔梗元参汤、五味石膏汤异曲同工也。黄氏两方以桔梗、杏仁一升一降疏散肺气，茯苓、半夏化结祛湿，玄参养阴，兼可清火解毒，五味子维护肺阴，石膏稍清肺热，生姜微散表寒。冉老师用蝉蜕疏风清热、宣肺透疹，大黄清热荡涤、排下湿毒，一升一降，与桔梗、杏仁意同，实有升降散之意；紫草、马鞭草、土茯苓清热利湿、解毒凉血，功同茯苓、半夏；芍药活血养阴，使湿去而不燥，功同玄参。方不同、意同，此大贤大德之共识也。

2009 年 3 月 25 日二诊：患者服药后打喷嚏、流鼻涕止，仍时有流泪，就诊时颜面肿、痒，自诉下雨时舒适。脉细弦。

二方：守方加牡丹皮 10g，白薇 10g，桔梗 10g，野菊花 10g，升麻 10g，葛根 10g。

冉话：患者服药症减，药已对症，需乘胜追击。其颜面头目症状仍有，故加升麻、葛根、白薇、桔梗升而往上，诸药均走血分，用之得宜；辅用牡丹皮清肝热。菊花有三，均能清热，但白菊入气分，明目，黄菊平肝，野菊花入血分，清血分之热，故用野菊。

6. 咽炎

郝某，女，45 岁，2008 年 10 月 28 日就诊。症见：咽痒，遇风即干咳，食辛辣咖啡可加重；熬夜多。苔薄黄，脉沉细。

诊断：咽炎 / 喉痹。

辨证：肺热壅塞。

治法：清泄肺热。

方药：泻白散加减。桑白皮 9g，地骨皮 9g，生薏苡仁 15g，生甘草 6g，桔梗 9g，川贝母 6g，南沙参 9g，枇杷叶 6g。

冉话：咽喉为肺胃之门户，但凡咽喉为病，要考虑此二脏。少阴病虽亦咽痛，但其本属水火之病，是因水不藏火或水寒迫火而牵涉阳明，病机不外火邪迫痛；故仲景以生甘草作堤坝防火，桔梗破在上之热郁，全从肺胃着力。患者遇风、进食辛辣咖啡加重，因上物均辛温发散属阳，易动阳邪故也；其熬夜伤阴，火势更盛。处方以泻白散清泄肺热，佐以散结热、排脓之薏苡仁、贝母、桔梗。此方服后，当以养肺阴、益肺气之方善后。

四、肾脏、泌尿科疾病

1. 膀胱炎

吴某，女，54 岁，2009 年 12 月 7 日因血尿 10 天就诊。症见：肉眼血尿，尿频、尿急、尿痛，疼痛以小便后疼痛为主，并已持续 1 个月；下背部发凉、疼痛，出汗后可缓解，眼睑浮肿，舌略红，脉沉紧。既往曾两次发生膀胱炎。

诊断：膀胱炎 / 淋证。

辨证：膀胱虚寒。

治法：温化行气。

方药：萆薢分清饮加减。萆薢 10g，益智仁 9g，乌药 6g，石菖蒲 6g，车前子 15g，香附 6g，茯苓 10g，干姜 6g。

患者服药后痛即减，5 剂后痛止，肉眼血尿消失。后因他病来诊。

冉话：《诸病源候论·淋病诸候》曰"诸淋者，由肾虚而膀胱热故也。膀胱与肾为表里，俱主水，水入小肠，下于胞，行于阴为溲便也。肾气通于阴，阳，津液下流之道也。若饮食不节，喜怒不时，虚实不调，则脏腑不和，致肾虚而膀胱热也。膀胱，津液之腑，热则津液内溢而流于睾，水道不通，水不上不下，停积于胞，肾虚则小便数，膀胱热则水下涩。数而且涩，则淋沥不宣，故谓之淋。其状小便出少起数，小腹弦急，痛引于脐"。此一节阐明，淋证与肾、膀胱密切相关，可虚可实，可寒可热，但多相互夹杂，不可分割。我在临床中发现淋证有以下特点：尿前疼痛属实证，尿后疼痛属虚证；实证宜活血、清热、利尿，蒲灰散加三黄效佳；虚证宜温肾行气，萆薢分清饮可主。

学生体会：此案患者 54 岁，天癸已竭，肾虚本质已现。患者反复发作尿路感染，所谓正气已虚，邪气常干。患者尿后疼痛逾月，属虚。其下背部发凉、疼痛，腰骶属肾，肾虚气化不利，阳气不得宣通，故见凉意，水湿困顿，故见疼痛。患者汗出痛减亦说明：阳气一达，津液得以正常布散，筋脉得养，湿邪得化，局部不适即可缓解。冉老师后疗此人腰痛症时，以苓桂术甘汤加附子建功，亦以此立论。患者眼睑浮肿，似为风水之征，有表证之疑，但脉象沉细，仍宜以里证论治。

冉话：此案主方用《杨氏家藏方》萆薢分清饮，原方主治真元不足，下焦虚寒所致之膏淋、白浊。原书主治并不含血淋，然此处用之，因两证均由肾气不化所致。其中益智仁、乌药辛温通行肾气，气化而水行，水行而痛止。萆薢利湿强骨节众人皆知，但《药性论》所言"主男子臂腰痛久冷，是肾间有膀胱宿水"罕有人知，此药通膀胱经腑之水湿，可直达病所。石菖蒲主治风湿顽痹，似与前药有重复之嫌，实则不然，《本经》言菖蒲可"治咳逆上气，开心孔"，《本草纲目》载其可治"癫痫"，后世常以此药治疗痰蒙心窍，心气不定。以上所述均为上焦疾患。丹溪治一人小便闭，他医以通利药反重，丹溪以吐法愈之，以其"痰积在肺，肺为上焦，膀胱为下焦，上焦闭则下焦塞，譬如滴水之器，必上窍通，而后下窍之水出焉"。故此处选用石菖蒲，既有通利之意，亦有提壶揭盖之用，一举而两得也。

兼药中首选车前子，此药后世多有误解，其缘由《局方》八正散而起。八正将其配伍入大队清热、通利之药中，以治一切蕴毒、大热之淋，故后人多以此药为清湿热、泻相火之要药，如汪昂《医方集解》记载之"龙胆泻肝汤"即以车前子配合苦寒清利之品，治疗肝胆实火，肝经湿热循经上扰下注之证。然此药功用只如此不堪？《本经》载车前子"利水道小便"，但提及其性味甘寒，非大苦大寒之药，甘能益气，寒能养阴，此言车前子有补养之功。《别录》更言其可治"男子伤中，女子淋沥，不欲食，可养肺强阴益精，明目疗赤痛"。车前子主利水，入肾、膀胱经，其子小而坚，有助肾固摄藏阴之意，故可取以补肾之用。《太平圣惠方》驻景丸治肝肾俱虚之眼目昏花，《摄生众妙方》五子衍宗丸治肾虚精少之阳痿不育，两者均选用车前子，俱取其入肾之能。此案用之，利湿补肾，一药显多功，一药代数方。

香附多用于理气解郁、止痛调经，如良附丸。但此案患者已停经，且无胸胁、胃脘疼痛，为何选用？《别录》云"香附，主除胸中热……"；《唐本草》谓其"大下气，除胸腹中热"；《纲目》谓其"散时气寒疫，利三焦，解六郁，消饮食积聚，痰饮痞满……止吐血，下血，尿血……"。以上诸多论述均表明，香附虽以行气之力见长，但亦兼通行三焦、解胆火热结之功。患者血淋，相火外驰结于膀胱，一损气化致小便淋痛，一迫血外出而下血尿血，香附行气可止痛，行三焦可止血，妙不可言。然患者血淋，通淋止血之药甚多，为何独选香附入之？以患者知天命之岁，肾气已亏，瞿麦、石韦等药大多苦寒走利，伤阳伤气，而香附味甘、性微寒，气味平淡，适于虚损之人。最末方中选用茯苓、干姜为温化寒湿利水之意，不再赘言。

古人云"用药如用兵"，给药在于精而不在于多，现在许多医生喜欢搞"大包围"，恨不得把整个药房的药都开给患者，遇上轻疾小恙可能建功，如遇疑难重病何以成事？

2.慢性肾炎

【案一】孙某，女，53岁，于2009年1月6日就诊。既往慢性肾炎病史多年。下肢凹陷性水肿、夜甚，静坐时小腹至双膝区域发凉；胃胀满，进食后矢气增多；易汗出；尿频，大便不成形；二阴瘙痒；停经10年。舌淡红、苔白略腻。

诊断：慢性肾炎/水肿。

辨证：阳虚水泛。

治法：温阳利水。

方药（内服）：四逆汤加减。附子10g，干姜5g，炙甘草5g，茯苓15g，怀牛膝10g，当归10g，细辛3g。

外洗方：苍术30g，当归30g，蛇床子30g，白鲜皮30g。

冉话：此案患者肾病日久，属湿浊瘀留，阳气日损；其下肢水肿夜甚，乃半夜阴气隆盛，阳不治阴，水邪上犯；其小腹至双膝发凉是寒水犯土，如不干涉将作吐泻之患；其人胃胀满，进食后反矢气，因食入胃腑，中土充满，故可暂时抵御阴寒之气上冲，待食入肠道，寒邪再次上冲而作胀；寒湿停肾，阳气不伸，气机不利，故尿频；寒湿停肾，虚阳不纳，故汗出；寒湿停肾，发于二阴，湿热胶结故作痒。查舌象亦一派寒湿之表现。

患者寒象已起，阳气不振，故主以四逆汤温中化湿；如其已出现四肢厥冷、吐泻水谷等症，可用通脉四逆汤治之。通脉四逆汤乃四逆汤倍干姜而成，是加强了发散阳气的作用，而非仅着力于真阳，学者不可不识。

方入茯苓，健脾防水，有利水祛邪之功；细辛温散，可行窍道、关节，搜剔陈寒；当归补血暖血，合细辛可治血中之寒；牛膝培肝肾，主"寒湿痿痹，四肢拘挛，膝痛不可屈"，引药力专注于下元。患者二阴瘙痒，予冉氏家传皮炎汤加减外洗，此方温阳燥湿止痒故用之。患者年老精虚，有老年性阴道炎之虞，故入当归润燥生血。

学生体会：中医界关于慢性肾病之争论日久，诸子各有主张，都有看法。在现代医家当中，赵绍琴、李可两位先生在治疗慢性肾脏病方面取得了一些成就，赵老主张以风药祛肾脏之停湿，李老主张治以温阳散寒，两法各有千秋，临床两法皆可，但需加以辨证，并用于肾炎、肾病的不同阶段。

2009 年 2 月 10 日二诊：患者下肢肿、腹凉、膝凉等症减轻，现增小腿、足部发凉；上身仍汗出、发热；胃脘觉凉，易打嗝、反酸、口干口苦；大便已成形。舌偏红，苔白，脉沉细。

二方：黄连 5g，黄芩 5g，干姜 5g，桂枝 10g，法半夏 10g，炙甘草 10g，生姜 3 片，大枣 5 枚。

冉话：此方易法，非上方不效，乃"曲线救国"之意。上方服后，肿消寒减是阳复阴退，理应更进一步，再振元阳。然患者在新增胃凉、足凉的同时，又出现反酸、打嗝之症，诸呕吐酸，皆属于热，此非寒热夹杂乎？故易以黄连汤辛开苦降，辛温散寒，苦寒降火，寒热分调。

2009 年 3 月 2 日三诊：患者小腹凉明显减轻，自诉寒气有散开感；膝盖以下凉感减；腰凉无力，小腿水肿；口苦，胃不适。舌偏红、苔薄黄，脉沉细。

三方：茯苓 15g，炒白术 5g，苍术 5g，干姜 5g，炙甘草 10g，党参 10g，续断 10g，车前子 10g，炒薏苡仁 30g。

冉话：患者服上方效佳，因其有邪气在胃，现邪气已除，易以肾着汤专理下焦。原方主治"腰中冷，如坐水中，饮食如故，病属下焦"者。方虽疗在下之疾，然所用之药均属中焦，因脾阳达四肢，亦达腰背。入茯苓乃可引药下行，温化通利下焦之水，以土克水，故此案虽有中焦之疾，饮食不如故，仍可用之；再入党参健脾和中、开胃益津；续断、车前子俱入下焦补肾，一可强筋健骨、增力腰膝，一可开水道、利水湿，共为佐使。

【案二】王某，女，34 岁，于 2009 年 2 月 17 日因长期尿隐血阳性就诊。患慢性肾炎 5 年。现症见：尿隐血（4+），偶可检出尿蛋白，小便浑浊；尿频尿急，尿后缓解；双下肢水肿至小腿部。舌红，苔薄黄，脉沉细。

诊断：慢性肾炎／血淋。

辨证：肾气不足，膀胱失司。

治法：益气行水。

方药：萆薢分清饮加减。萆薢 10g，益智仁 10g，乌药 5g，石菖蒲 5g，瞿麦 10g，萹蓄 10g，泽泻 10g，仙鹤草 10g。

冉话：此案尿频尿急而尿血，小便浑浊而有蛋白，为血淋、膏淋之合病。血淋有热，然有虚实之分。此案乃淋、膏同发，辨证属虚。膀胱与肾相表里，气化不利，当责肾气失司，故方选萆薢分清饮加减。（学生记：方义参见膀胱炎吴某案）

学生体会：此案与吴某案疾病虽不同，但均有血淋；用药主方相同，但加减又各有不同，辨之甚趣。试析如下：吴某虽病血淋，然乃初犯，相火虽躁动不固，但未浮越于外，只因肾气失司，水邪滞留，逼阳迫血，故佐茯苓、干姜、车前子均为温寒利水而设，仅用少量香附清散余火。而王某患血淋日久，平素尿液并非深红，仅尿检可查及隐血，此小火缓煎真阴于水脏。但若为相火不固，虚阳外越，何以不见面红潮热，不见身寒肢冷，不见饮食不纳，不见腹痛洞泄？故知此火非阴盛格阳，乃肾气不能司失控飘散之火，火与水结，瘀留膀胱则尿血，留肾则尿蛋白。故以瞿麦、萹蓄清滑渗利，化热结，降阴火，利小便；泽泻能泽能泻，丹溪言其"能利膀胱、包络之火"，《别录》《药性论》言其"止泄精"，故以其泻水清热复肾气；仙鹤草能行能止，可消瘀血，可敛虚火。故此案加减与吴案相比，更着重加强散包络之虚火。

2009 年 3 月 2 日二诊：患者药后下肢肿减，现面稍肿；仍尿血、尿后觉涩痛，尿有热感；自觉小腹窜痛，肝区胀痛。

二方：赤芍、白芍各 10g，生甘草 10g，益智仁 10g，乌药 10g，生蒲黄 10g，滑石 30g，益母草 10g。

冉话：患者服上方后肾气司职，水液得下，水肿见消，但其血尿仍有，且尿热尿痛更著，为何？究其原因，乃用瞿麦、萹蓄等滑利药后，肾脏、膀胱之虚热注于尿道，欲出而不得出所致。

故此诊在益智仁、乌药温化肾气基础上，加用蒲灰散活血化瘀、清热利尿。蒲灰散方为疗尿急尿痛效方，血尿亦可用。此案患者虚寒，佐以益智仁、乌药，如偏热可佐芩、连。患者小腹窘痛，肝区作胀，乃肝气不舒，予芍药甘草汤缓之；益母草引药下行，活血止血，兼可利尿。

2009 年 3 月 25 日三诊：患者腹窘痛，尿热消，尿血止；晨起关节不适，时有腰骶部疼痛；便干。

三方：守方加肉苁蓉 10g，怀牛膝 10g。

冉话：患者药后效佳，守方不变。其关节不适，予怀牛膝下行培肝肾、养阴血、利关节，肉苁蓉养精润燥，两药取济川润下之意，兼可加强缩泉丸之力。

2009 年 4 月 21 日四诊：尿常规正常，尿仍有热感；月经前后小便疼痛，生气后胁下胀闷。舌暗。

四方：银柴胡 10g，赤芍 10g，枳实 5g，生甘草 10g，苦参 10g，黄柏 10g，牡丹皮 10g，白茅根 15g。

冉话：患者虚热清、肾气健、尿血止，现时有气郁之症，故易四逆散疏肝解郁。柴胡有劫阴之患，故用银柴胡清虚热，养血疏肝；牡丹皮、茅根清瘀留之热，茅根兼能养护阴血；苦参、黄柏苦寒清热坚阴。

2010 年 1 月 12 日五诊：患者病愈停药后复诊，尿隐血再次阳性，自觉排尿不畅则腰痛。

五方：银柴胡 9g，白芍 10g，枳实 6g，生甘草 6g，白茅根 15g，车前子 10g，泽泻 9g，肉苁蓉 9g，仙鹤草 10g。

冉话：慢性病难治在于其精气日衰，阴阳受损，药力虽可挽回一时，但若其人不能戒欲宽心，慎居谨食，其病必发。此诊患者虽尿血，但不似初诊腿肿、尿浑，肾气尚存，故仍以疏肝健脾为主，佐以利湿清热敛火治之。

学生体会：肾炎后期调理，可参习赵绍琴先生升阳除湿、泄热逐瘀、补泻兼施之法。

3. 系膜增生性肾小球肾炎

唐某，男，52 岁，2009 年 5 月 19 日因尿隐血就诊。症见：尿隐血（2+），腰酸、活动后加重；糖尿病病史 2 年，行胰岛素治疗；肾穿刺确诊"系膜增生性肾小球肾炎"。

诊断：系膜增生性肾小球肾炎／血尿。

辨证：阴虚火旺。

治法：滋阴降火。

方药：增液汤加减。生地黄 15g，玄参 10g，麦冬 10g，知母 10g，黄柏 10g，白芍 10g，五味子 10g，白茅根 15g，菟丝子 10g。

冉话：慢性肾炎者，虽有多食膏粱厚味之因，但多有先天不足，思维不应局限于脾虚湿困。

其人真阴不足，水不足则火旺，水不固则火溢，故此案尿血当养阴养血、清热凉血，执着于止血药效果可能不理想。处以增液汤滋阴养营，白芍、五味子酸收敛阴，知母、黄柏苦寒清热坚阴；再以白茅根清虚火、凉血热、补虚养阴，菟丝子缩固中带有温通之意，使补而不滞。

2009 年 6 月 16 日二诊：尿隐血 250/μL，腰酸痛、腿疼，乏力倦怠；纳差易饥，口不渴；时有腹泻。

二方：生地黄 15g，赤芍 10g，党参 10g，五味子 10g，生山药 10g，土茯苓 10g，天花粉 10g。

冉话：患者服初诊养阴固摄之方，尿血不减，反增腰腿疼痛之症，此兼夹湿热为患，酸收固摄有碍邪之出路。白芍、麦冬均酸收敛阴，现筋骨有邪，故弃用，易赤芍苦而微寒，凉血兼有通泄之用；玄参清热力大，过于寒冷，易助湿邪，故减去；党参健中土，益气生津，甘平无碍；知母、黄柏苦寒坚固，燥湿但易留湿，弃之；五味子入肾保津，可防走利太过伤肾，故留用；茅根、菟丝子一过凉、一过温，均于湿热无益，去之；补入山药滋肺脾肾三脏阴液，加天花粉清火润燥生津；土茯苓利水清热，除腰腿疼痛。

2009 年 7 月 14 日三诊：患者腰腿疼痛明显好转；尿隐血 50/μL；眼有飞蚊症，时耳鸣。苔白。

三方：生地黄 15g，赤芍 10g，党参 10g，五味子 10g，生山药 10g，茯苓 10g。

冉话：上方见效，续用。因尿血减，火势轻减，去天花粉，土茯苓易为茯苓。

2009 年 8 月 18 日四诊：腰腿略酸，起床时明显，活动后好转；体重较前增长，耳鸣减轻；易急躁。

四方：生地黄 15g，玄参 10g，天冬 10g，天花粉 10g，白芍 10g，生甘草 5g，桑寄生 10g，怀牛膝 10g，木瓜 10g。

冉话： 此诊患者腰腿疼痛已不著，湿邪显减；体重增加、耳鸣减轻，是阴液得充，及时上承；现腰腿酸软，当继续滋补阴液、培补肝肾。增液汤作底，桑寄生、牛膝、天花粉为辅；木瓜、白芍柔筋为佐。

2009 年 9 月 15 日五诊：尿隐血 50/μL；腰腿酸减；易饥，耳鸣；偶有夜尿。舌暗。

五方：党参 10g，生地黄 15g，茯苓 10g，红景天 10g，白芍 10g，何首乌 10g，五味子 5g。

冉话： 患者腰酸减，阴血渐充；其有糖尿病基础，脾精不聚，故易方以琼玉膏益气养阴生津；再入何首乌、红景天养而带摄，白芍、五味子酸而带敛，均为两相兼顾。

2009 年 10 月 20 日六诊：尿隐血 25/μL；近日晨起咽干，咯黄痰；时有腰酸。脉沉细。

六方：守方加白茅根 15g，桔梗 10g，生甘草 5g。

冉话： 患者咽干，咯黄痰，故予桔梗汤化痰排脓、清热生津。另入茅根甘寒养阴。

2009 年 11 月 17 日七诊：服上方后体力大增；鼻痛、牙痛 1 周，疼痛夜重；鼻塞，流黄涕；牙龈无异常；自服牛黄解毒片无效。脉沉细。

七方：大青叶 12g，牛蒡子 9g，桔梗 12g，生甘草 6g，白芷 9g，天花粉 12g，川芎 3g，金银花 9g，连翘 9g，薄荷 6g。

冉话： 患者服甘淡滋味之药，补养得效。此次因鼻口不适就诊，自服牛黄解毒片无效，知其病不在里而在表；故以苍耳子散、都梁丸、大青牛蒡汤合为一方，疏风清热、排脓利窍，金银花、连翘、牛蒡子、薄荷疏风清热、泻火散结，大青叶清热凉血，川芎引药上行，白芷引经至鼻，合桔梗、天花粉可排脓除涕，甘草和中清火。此方为外感而设，愈后仍需常服养阴固精之方。

五、心内科疾病

1. 房颤

吴某，女，50岁。2008年11月4日因反复心悸怔忡15年、加重2周就诊。阵发性心房纤颤病史15年；心有发沉感，曾服苓桂术甘汤，症状可好转。舌偏暗，苔薄白，脉细涩、结代。

诊断：怔忡。

辨证：心血亏虚。

治法：滋养心血。

方药：炙甘草汤加减。桂枝9g，炙甘草9g，生地黄12g，麦冬9g，酸枣仁9g，阿胶9g，生晒参6g，合欢皮9g，大枣5枚，生姜3片。

冉话：心悸者，心中跳动不安也；怔忡者，心中躁动不安，惕惕然如人将捕之也。两病均以心为病所，俱是心病。虽有多种辨法、治法，但究其根源，仍是心主宫城受扰之过。惊悸虽有阴阳之别，终究为心血濡养不足，阳虚则血行不利，阴虚则血来不畅。此病重症，人可发悸动而昏仆，岂非心主受难，万事不明？心为君主之官，神明出焉；心主神志，心悸怔忡与精神刺激密切相关，切不可因西医学研究而以为精神恍乱、意识丧失乃中医学之脑病，实则均少阴受病。

经云：肝虚则恐，实则怒。胆气不足则担惊受怕，五志中恐与肾相对。诸般种种，需与心主紧密联系才会诱发心悸之病。

《淮南子》云："夫心者，五脏之主也，所以制使四肢，流行血气。"心主不能利血气，最易伤肝，因肝主藏血也，肝血少则胆火不附，胆火上扰心主更致恐乱，故曰肝虚则恐。

《诸病源候论·五脏六腑病诸候》认为，"胆气不足，其气上溢而口苦，善太息，呕宿汁，心下澹澹，如人将捕之"；心血不足，肝木不润而生发不利，胆依肝而行，故亦不足；胆为中正之官，十一脏均取决于胆，其不用事，五脏均行无章法，心主岂能不乱，岂能不担惊受怕？有温胆一法疗惊悸，以清热化痰之药成事，因其病痰热蒙蔽心窍、胆腑，痰热去则血可上荣，胆可舒达，故曰温胆，以其有升意也。此围魏救赵之法，非正治。

《素问·阴阳应象大论》曰："北方生寒，在志为恐，恐伤肾，思胜恐。"当知少阴为水火之脏，火能坚藏则神定，火浮游或损耗则神乱。疗恐疾不应仅仅定位于下焦，应当心肾同调。《素问·调经论》云"血有余则怒，不足则恐"，故养血益阴应为定心安神之正法。

患者除却心悸、恐乱，还自诉心口发沉，此非阴血不荣可解释。阴血不荣至极，必先致瘀致痹，痛证易现，而其心沉，乃行舟无力之象，当属阳虚。故知此案患者阴损及阳，阴阳俱虚。患者如不在意此症，不充分告知医者，恐辨证用药不能周全。

学生体会： 医者不可尽信患者之言，但也不可充耳不闻病员之声。曾有一患者行冠脉支架置入后告知医师：其心脏部位可闻及水流声，甚是困扰。医师不以为然，认为系患者精神原因所致；后该医师也因病行冠脉支架置入，同样感受到心脏部位有水流哗哗声，方知病人之言不虚。

冉话： 患者脉细涩、结代，细则为血少，涩则为血瘀，结代为血痹。炙甘草汤虽以甘草为名，但首重生地黄，以其养阴血、通血痹，为主药；其虽事补血，但味甘、凉，仍入脾胃消磨方能起生化之用。麦冬，又名麦门冬，药能禀少阴水精之气上通于阳明，滋养十二经。（附张隐庵言："夫冬主闭藏，门主开转，名门冬者，咸能开转闭藏而上达也。麦冬主胃脉绝，禀少阴水精之气上通于阳明，继而通行滋养十二经，因麦冬横生，根颗联系，合于人身十二络耳。"）甘草健脾益气、补中益阴，古时有甘草可代饭食之说；此药药味为甘药之最，缓和之力甚巨，任何药物一合甘草，必先入脾胃，如治疗血痹之黄芪桂枝五物汤，一加甘草，便可疗湿邪郁皮发黄汗（桂枝加黄芪汤）。此案患者心动悸、脉结代，中焦衰败，血气不能运化荣养心宫，故需用甘草培建中土。心主病为内症，金匮血痹证为外症，在内在外之别，故此用甘草而彼不用。

人参补气，另五脏和、血气安。（**附学生体会：** 人参味甘、微苦，性却众说纷纭。一说性温，以其服后精神振奋，厥回身热；一说性凉或微寒，以仲景诸方均以其补阴救液，而反于咳嗽诸症去之。两派互不买账，热说者谓人参用于阴虚无异于火中取栗，凉说者谓现今人参性热因参农以硫黄浇灌促长。但不论如何，人参补五脏功用无疑，君不见仲景用人参随吴茱萸汤补肝、随炙甘草汤补心、随理中丸补脾、随白虎汤而补肺、随茯苓四逆而补肾乎？）

阿胶入心养血、入胸宽胸，专于湿阻而阴不化证，不可因其质黏而视为滋腻之物（详解于肿瘤科肺癌赵某一案下）。桂枝通行卫气，与甘草合用，可上达胸府，温补心阳，专治患者心脏下坠之症。以酸枣仁代麻子仁滋养阴液、养血安神；酸枣仁可助眠，患者眠安则阴自复，故而用之。（**附学生体会**：炙甘草汤中麻子仁一药，有火麻仁、芝麻仁之辨，又有柯琴"实为枣仁"之说，但不管何药，均有润燥益阴之功。）

助眠可辅阴生，再入合欢皮一药，此药解郁安神、安和心志，可助酸枣仁之力；另患者脉涩，合欢皮色红入血，可活血通脉，增强养血之功。姜、枣建中，姜行脾意，助药力上达，枣皮红而肉黄，有补土益火之功。两药同用还可调和寒热诸药，使药性不至相冲，故而用之。心悸怔忡之病，得来非一时，故去之亦非一瞬；汤药缓解症状后，当以丸药缓补，方能愈病痼疾，益寿延年。

冉话：患者心悸怔忡，辨心血亏虚，实则心之阴阳俱虚。吴鞠通创加减复脉汤，为心阴偏虚之怔忡妙法。该方以炙甘草汤去桂枝加白芍增强走阴之力，因阳药减，故而不用姜、枣和中，更不以清酒动阳。两方均为阴中求阳之典范，只不过加减复脉汤偏于心阴虚，而炙甘草汤偏于心阳虚也。如若单纯心阴虚惊悸，宜生脉饮；而单纯阳虚者，宜参附汤也。

学生体会：京城名医赵绍琴先生于此类病患亦有经典之作，如其治疗病态窦房结综合征一案：患者心动过缓，心悸不安，胸闷短气，诸症均似胸阳不振之征；但赵师察其舌红瘦小，心烦梦多，认为全是阴虚虚热上扰，心阴不足为本，阴损及阳，心阳又虚是标。故治以阴阳同补，以麦冬、沙参、地黄补阴，附片、桂枝、二仙补阳。患者服之，不适顿减，心率上升。后此患因故就诊于他医，医以其阳不足而去上方之阴药，反骤加麻黄、细辛等助阳之药，用药看似合理却无章法。因方中阳药过多，又无阴药牵涉，无调和之药缓和，故患者进药后又出现胸闷，心脏停搏，心率降至40次／分。三诊赵先生再加重阴药分量，患者久服月余，病情明显好转，心率最终维持在60次／分。张介宾云："善补阳者，必于阴中求阳，则阳得阴助而生化无穷。"冉老师亦常言：温病家乃熟读《伤寒》之典范。或有医者性易浮躁，偏听偏信，或偏执固己，尊古泥古；须知偏听则暗，兼听则明，读万卷书，方能行万里路。

2.高血压病

【**案一**】李某，女，56岁，2009年2月10日就诊。近期体检时发现血压升高，双足水肿 1 年，现口服降压药治疗。

诊断：高血压病 / 风眩。

辨证：阳虚水泛。

治法：通阳利水。

方药：五苓散。茯苓 15g，猪苓 10g，泽泻 15g，炒白术 10g，桂枝 5g。

冉话：此案病患双足水肿一年之久，此水泛之征；水泛即阴盛阳虚，阳不制阴，故此病宜先利尿行水，减轻心脏负荷。方选五苓散加减。

学生提问：阳虚水泛，自然需要温阳行水，老师为何选用五苓散，而不用温阳更胜之真武汤、茯苓四逆汤？

冉话：患者血压之高、水湿之盛，非外患导致，乃内伤而成，其水灌全身，牵连五脏六腑。真武汤为镇水之方，疗太阳寒水过盛，少阴阳气受制，余脏少涉。茯苓四逆汤胜寒邪、祛湿气，但力偏中土；五苓散疗膀胱蓄水证，通阳化气行水，贯行全身，可对五脏之水湿进行再分布，宜疗此病。

学生体会：高血压是以体循环动脉血压（收缩压和 / 或舒张压）升高为主要特征，可伴有心、脑、肾等器官的功能或器质性损害的临床综合征。于中医而言，如何分析理解血压是有效治疗高血压的关键。从中医角度思考，血管之中运行的不仅有血，还应有气，因此血管压力的产生与两者均脱不开关系。试论：失血性休克患者血压下降、面色㿠白，何者之虚？其血液失散，乃血虚？其大汗淋漓，是气虚？其四肢厥逆，属阳虚？其皮肤干燥，为阴虚？血气从血管外泄，应该是阴阳俱虚！岂不闻"营行脉中，卫行脉外"？反向推理，笔者体会血压之升高应当有气血阻力的产生，外来之风寒暑湿、内在之阴阳盛衰皆可促使发病，如只简单地将高血压看成是阴虚阳亢、阳虚阴盛的一种表现形式，则临床治疗效果恐不理想。

李阳波先生曾解五苓散为五令散，因白术走木、桂枝走火、茯苓走土、泽泻走金、猪苓走水，五药行五脏令（具体解释请参看相关书籍），五苓散可行五脏水湿。冉老师选用五苓散，理论依据为膀胱气化，但同样认为其可行五脏水湿。笔者思量，大抵阳气不通，水湿泛滥周身者可酌选五苓散。

此案冉老师以五苓散疗高血压，但这并不代表五苓散乃高血压专方。临床上，冉老师也曾以真武汤、四逆汤、当归四逆汤等方加减治疗，散寒、补虚多法均可奏功。需知病情百变，细察虚实方可疗病。

2009 年 2 月 24 日二诊：服药后足肿好转。舌暗，苔薄黄，脉沉弦。

二方：守方加茵陈 10g，益母草 10g，车前草 10g。

冉话：茵陈、益母草、车前草均可利湿，可加强五苓散行水之功。茵陈走胆经湿热，益母草入肝经行血中之水，车前草祛水脏之水，因子有封藏之意，故此处车前用草不用子。

2009 年 3 月 10 日三诊：双足水肿消退，仍稍肿。舌红，苔白腻，脉沉细。

三方：女贞子 10g，旱莲草 10g，制何首乌 10g，山茱萸 10g，白芍 10g，炙甘草 5g，槐米 10g。

学生提问：前论此案乃水湿所致，不应该考虑阳虚补阳之法吗？何以此诊全以养阴之品组方？

冉话：患者水湿得行，水肿得消，现予善后之法。高血压乃虚损所致，阴阳俱虚，治疗疾病应当在不同阶段选用适宜的药物。患者久服利药，走水亦走阴，其此诊腿肿已消，但舌质变红，阴伤也。阴伤则阳亦不存，如但事温补，可短治而不得久安。需知阴虚之处，湿乃凑之；善补阳者，必于阴中求阳。故此方以二至丸补肾潜火，何首乌、山茱萸益阴敛摄，白芍活血兼可利水，槐米入血分清湿热，甘草和中。方虽以阴药为主，但全从阳事考虑。

2009 年 4 月 7 日四诊：患者下肢水肿继续减轻，左足午后稍肿，紧张后血压偶升高，仍口服降压药治疗，眠可。舌暗红，苔黄腻，脉略涩略弦。

四方：天冬 10g，生地黄 15g，党参 10g，怀牛膝 10g，木瓜 10g，制何首乌 10g，肉苁蓉 10g，白芍 10g。

冉话：患者舌红退，阴液复。组方稍事调整，以养精生髓立论组方。人参、白芍、何首乌合用可改善微循环、增强人体免疫力、抗血管硬化，为抗衰老之要药。

2009 年 6 月 23 日五诊：患者水肿已消，近期出现胃胀纳差，大便正常。苔略腻，脉沉细。

五方：柴胡 10g，白芍 10g，枳壳 10g，炙甘草 5g，瓜蒌 10g，郁金 10g，厚朴 10g，莱菔子 10g。

学生记：人之脾胃受纳，与饮食、情志密切相关，此方应单为调胃纳而设。

四逆散疏肝和胃，瓜蒌、厚朴、莱菔子消导饮食，郁金解郁舒胆。

2009 年 8 月 26 日六诊：高血压半年，查及 24 小时尿蛋白轻微升高。

六方：金樱子 9g，芡实 9g，女贞子 9g，旱莲草 9g，茜草炭 9g，阿胶 9g，白茅根 12g，生甘草 5g。

冉话：患者久病及肾，此方从肾之受纳不足入手。处方收摄需兼滋阴，养血要兼化瘀，清热还兼培土，选方用药需处处为日后考虑。

学生记：此案患者先求诊西医而后用中药调体，其口服中药的同时亦口服西药降压，单纯中药降压效果无法观测。患者血压控制情况尚可，故未录入案中。录此案为反映冉老师治疗高血压病的临床思路。

【案二】张某，男，18 岁，2008 年 12 月 16 日就诊。发现血压升高 2 周，血压最高达 190/100mmHg，行肾动脉造影等各项检查未明确诊断，就诊前 1 周血压波动在 160/80mmHg 左右；头昏沉、恶热；四末冰凉，易困倦；尿酸、甘油三酯偏高。舌红，苔薄白，脉紧。

诊断：高血压病 / 风眩。

辨证：寒凝气滞。

治法：温寒行气。

方药：当归四逆合吴萸生姜汤加减。当归 10g，细辛 3g，桂枝 10g，赤芍 10g，生甘草 5g，吴茱萸 4.5g，生姜 3 片。

学生提问：患者症状纷繁复杂。头昏、恶热，尿酸、甘油三酯偏高，应该辨为湿热蒙蔽清窍？其四末冰冷、困倦嗜卧，应辨阳气不振，心君不安？其舌红，为阴虚？其脉紧，是太阳伤寒？请老师示下！

冉话：西医学认为应当以单一或者尽量少的病种来解释患者身上的所有症状，中医何尝不应如此？高血压起病，外感、内伤俱可牵涉。此案患者未满弱冠即发此疾，要首先考虑外邪侵袭干扰了气血营卫。患者四末冰凉而困倦、脉紧而苔薄白，属寒；其头昏沉、恶热，属热。此寒热错杂之证。此证用方多见于两经，少阴经之白通汤、通脉四逆汤，厥阴经之当归四逆汤。患者脉紧，但无腹痛腹泻，无亡汗恶寒，是病未入少阴，但其四肢厥冷是将入少阴之势。故处以厥阴、少阴同疗之当归四逆加吴萸生姜汤。当归四逆汤具有温血寒，达肝郁之功，可温里祛邪。仲景加入吴茱萸、生姜两药均能开腠理、解表祛邪。另外，吴茱萸辛苦燥烈，味重走阴，善通阴浊，合人参等药治"少阴病，吐利，手足厥冷，烦躁欲死者"，可防浊阴上犯之证，正合此案患者下寒而上热、阴寒上犯证。吴茱萸药味苦辣，有毒，需先行以沸水冲洗方可入煎，需谨记。此案生姜不宜换作炮姜、干姜，因寒为外受，需开门驱贼。

2008年12月23日二诊：患者服药后略有头痛，血压下降至140/90mmHg，头仍欠清、困倦。舌红，苔薄白，脉偏沉、略少力。

二方：桂枝10g，白芍10g，当归10g，细辛3g，生姜3片，大枣7枚，通草5g，益母草15g，地龙10g。

冉话：患者服上方血压下降，是寒邪去，虚阳降。此诊稍事修改，因病势已缓，故去吴茱萸燥烈之品；以通草、益母草续之，用其通达之意；掺入地龙，因此物嗜食泥土，可入经络、脏腑祛阻拦之土，打通气血运行的通道。（现代药理研究表明，地龙有缓慢而持久的降压作用。）

【案三】柴某，女，46岁，2009年5月5日就诊。血压高，口服降压药治疗，现血压120/90mmHg。头晕头胀，心烦抑郁，失眠耳鸣，腰酸疼痛。纳可，便秘。舌红点多，苔薄，脉沉细缓。有子宫内膜异位症、胆囊切除病史。

诊断：高血压病／风眩。

辨证：阴虚火旺。

治法：滋阴降火。

方药：百合地黄汤加减。生地黄15g，百合12g，知母10g，茯苓10g，黄芩10g，磁石30g，合欢皮10g，生大黄10g（后下）。

冉话：高血压病久，阳浮而难收，火与瘀结，损及脉络。故此案虽以地黄养阴，但因瘀火难消，需入大量清火镇潜之物。知母、黄芩、合欢皮、百合，清热安神、降血压，茯苓利水、引火下行，大黄祛瘀活血、通腑去滞。

百合一药，后世论之甚多，或言清金，或言益气，或言安神，或言养阴，莫衷一是。其因仲景使此药用语过简，使人猜测不断。仲景曰"百合病者，百脉一宗，悉致其病"，其症"欲食不能食，欲卧不能卧，欲行不能行，如寒无寒，如热无热"，似五脏虚损而非，故今人多以此病为抑郁症、焦虑症。而百合作为此病主药，自然论以开郁定志为功。但如开郁，柴胡剂何不伍之？如定志，地黄剂何不用之？众医皆于可有可无之间稍佐百合以显高明，这难道是真正了解了药物的功用吗？仲景用药，必精而准，怎可一药与他药完全同功，更何况百合还专有一章阐述？

《本草崇原》曰："百合色白属金，味甘属土，昼开夜合，应天道之昼行于阳，夜行于阴，四向六合，应土气之达于四旁。"百合重叠而生，瓣有数十，其根如蒜，细白而长，含诸脉朝肺之意。此物可清虚火——外散于朝肺之脉络者，可润脉络之虚。百合病，五脏朝肺之脉络受损，故可见五脏病之征，而又非五脏病也。此案用百合，可使百脉和。虚火外溢经络，非此物不可清敛。

2009 年 5 月 19 日二诊：患者头晕、腰痛、耳鸣好转；新发小腿湿疹、失眠。

二方：酸枣仁 15g，土茯苓 10g，栀子 10g，川芎 10g，生甘草 10g，白鲜皮 10g，黄芩 10g，磁石 30g。

冉话：患者脉络之虚火清，故头晕、耳鸣诸症减轻。此方因小腿湿疹酌加清热利湿之品，但仍以养血降火为要。

【案四】戚某，女，73 岁，2009 年 7 月 14 日就诊。高血压病史 4 年，测血压 170/90mmHg。头晕，汗多、动则汗出。两膝关节炎，行走后疼痛。眠差、夜尿频。舌淡、苔黄，脉弦。患白内障、飞蚊症、脂肪肝。

诊断：高血压病 / 风眩。

辨证：肝肾两虚。

治法：培补肝肾。

方药：二至丸加减。桑叶 10g，杜仲 15g，女贞子 10g，旱莲草 10g，怀牛膝 10g。

冉话：患者头晕、汗多，此虚阳浮越于上；膝关节动后疼痛，夜尿频繁，乃阴不足于守下。故予二至丸上可清虚热，下可固肾阴；杜仲补肝肾，强腰膝；桑叶清虚热而止汗；牛膝培肝肾而引药力。

3. 风湿性心脏病

李某，女，60 岁，2009 年 5 月 19 日就诊。动则心悸，偶有咳嗽。鼻易出血、每月一发。心脏瓣膜置换术后 6 年，高血压病史 1 年，现口服华法林、地高辛治疗。

诊断：风湿性心脏病 / 心悸。

辨证：阳虚水泛。

治法：温阳利水。

方药：苓桂术甘汤加减。桂枝 10g，炙甘草 5g，茯苓 10g，白芍 10g，制何首乌 10g，五味子 10g。

冉话：患者行心胸大手术，胸中阳气必虚，阳虚则水湿易凑，故处方以苓桂剂温阳行水，白芍、何首乌、五味子酸敛回阳。此养阴固阳之法。

学生体会：风湿性心脏病因感染而生，可导致心脏瓣膜病变，最终出现心脏肥大、肺循环淤血、体循环淤血等症。此病初起尚可从湿温、风温论治，一旦病情深入，恐只宜温阳行水。李可先生主张以麻黄附子细辛汤、乌头汤、自创破格救心汤疗此病，皆用附子 / 乌头助力也。

4.冠状动脉粥样硬化性心脏病

【案一】陈某，女，59 岁，2010 年 1 月 19 日就诊。既往已确诊冠心病。现觉胸前区憋闷，潮热汗出。查心电图示 ST 段压低。脉沉细。

诊断：冠心病 / 胸痹。

辨证：胸阳不宣，胸络受阻。

治法：温阳通络。

方药：枳实薤白桂枝汤加减。瓜蒌 10g，薤白 6g，枳壳 6g，厚朴 6g，合欢皮 9g，郁金 6g，石菖蒲 6g，川楝子 9g，延胡索 9g。

学生体会：冉老师于骨科肋软骨炎李某案中以此方疗疾，此案患者病胸后憋闷亦用此方。因两者虽病种不同，但均为胸阳不振、浊阴阻络所致。其加减法亦有类似，故不赘言。

【案二】田某，女，66 岁，2010 年 6 月 16 日就诊。冠心病病史 10 年。近期频繁发作胸闷憋气，有后背压迫感；行冠脉造影显示某支（具体不详）阻塞60%，西医建议行支架植入，患者未同意，现口服抗血小板聚集、松弛血管平滑肌等药物治疗。心悸、心率慢、早搏多，胃胀恶凉、恶气郁；小腹觉凉，矢气多，大便 4 ～ 5 次 / 日；下肢发凉；多梦。

诊断：冠心病 / 胸痹。

辨证：胸阳不宣，胸络受阻。

治法：温阳通络。

方药：四逆散合瓜蒌薤白半夏汤加减。柴胡 10g，枳壳 10g，生甘草 10g，赤芍、白芍各 10g，瓜蒌 10g，薤白 5g，半夏 10g，葛根 10g。

冉话：患者冠脉造影显示大部阻塞，中医体会即为阳气不通之象，患者胸背憋迫，有胸阳困顿之症；四逆散开通阳气、疏散气机，瓜蒌薤白半夏汤化心胸痰实，故两方合用，再加葛根可活血通脉。

2009 年 7 月 7 日二诊：患者憋闷、心悸等症好转；小腹、足仍凉，胃胀潮汗；干咳多年，遇凉打喷嚏。苔偏黄，薄腻，沉弦大。

二方：柴胡 10g，白芍 10g，枳壳 10g，生甘草 5g，葛根 10g，合欢皮 10g，槐米 10g。

冉话：患者服瓜蒌薤白方后瘀浊得除、胸府得通、心阳得健，故憋闷、心悸好转，仍有阳气不通之象。故以四逆散辛苦助阳；葛根、合欢皮均可活血荣脉；槐米有降低血压、增强毛细血管抵抗力、减少毛细血管脆性、降血脂、扩张冠状动脉、增加冠脉血流量等作用，故用之。

2009 年 9 月 1 日三诊：患者服上方，心悸、胸闷已平。停药 1 个月，心悸等症复作，伴耳鸣眼干、手足心热、眠差多梦。

三方：生地黄 15g，白芍 10g，党参 10g，益母草 10g，蔓荆子 9g，泽兰 9g，牡丹皮 10g。

冉话：患者两诊后病势已衰，复现悸动之症，此时是否仍用前方？患者服疏肝解郁、通达阳气之方后阴霾得散，阳气通于胸膺，然阳气虽通，阴脉未复，其胸痹阻塞日久，阴阳俱不荣于上也。患者耳鸣眼干、五心烦热俱为阴虚内热之象，故以生地黄、白芍养阴，党参培土生津，益母草、泽兰、牡丹皮活血祛瘀生新，蔓荆子凉血明目。

需注意：活血药中红花最烈，水红花子、茺蔚子、蒲黄、五灵脂次之，益母草、泽兰又次之，乌药最轻。此案虽病胸痹，然因气血不荣而成，故用轻药化瘀，佐地黄疗痹。

2009年10月12日四诊：服药后心悸仅发作2次，下肢微肿，大便4～5次/日，苔略腻黄。

四方：茯苓15g，桂枝10g，炒白术10g，炙甘草10g，当归10g，川芎5g。

学生记录：此诊学生提议以炙甘草汤养阴复脉。冉老师告曰：患者阴虚存，但阳虚为本，其服上方后心悸已缓，不可过用滋腻，仍宜通阳之法，用苓桂剂。其大便次数多，避生地黄，以当归、川芎温药补血和血即可。

六、神经内科疾病

1. 共济失调

闫某，男，17岁，2010年5月25日就诊。症见：共济失调，以下肢表现为主，步履不稳，肢体摇晃。舌红，苔白，脉沉细。

诊断：共济失调/骨摇。

辨证：水困筋骨。

治法：利水舒筋。

方药：蚕矢汤加减。豨莶草30g，木瓜10g，威灵仙10g，蚕沙10g，怀牛膝9g。

冉话：患者行路不稳，不要单纯考虑筋骨气血不荣。其肌肉无萎缩，筋骨无断折，为何行路不稳？如单纯从外邪解之：风邪作眩，何以不犯头目？湿邪困顿，何以不肿满、困顿？此案应有内伤在先，而后有邪气所侵。

肾为作强之官，伎巧出焉。此症非心主、脑髓不欲行之病，乃欲行而不能之病，故责之作强。肾病者，水不治则越犯周身，犯于下肢则行走不稳，犯于咽喉则发音含混，犯于眼球则眼动不顺，犯于上肢则写字、拿物均不利，此皆共济失调之表现。故治法当以补肾利水、健筋骨为宜。

方用豨莶草、威灵仙、木瓜、蚕沙，此均为利水湿、强关节肌肉之药，再以怀牛膝培补肝肾，引药入下肢。豨莶草一药祛湿之力甚强，且有强肾之力，于此案甚合。宋代太医曾以此药九蒸九晒，制备为丸，上供皇帝以作强健腰身，为壮肾之剂。（道家医方记载：曾有老僧中风，口眼歪斜，时时唾涎，予豨莶草十服，便瘥。）

2010年6月29日二诊：患者服药后行走好转，兼言语不利；头略晕，无耳鸣；眠可，二便可。脉缓涩。

二方：上方加淫羊藿 15g，锁阳 9g。

冉话：上方见效，加益肾作强之物；如疗效不理想，还可加入鹿茸、海马。

2. 帕金森病

孟某，女，52 岁，2009 年 5 月 26 日因四肢震颤 1 年就诊。症见：四肢震颤，运动迟缓；心烦，眠少。于北京某医院诊断为"帕金森病"。

诊断：帕金森病 / 风颤。

辨证：血虚失养。

治法：养血通络息风。

方药：白薇汤加减。当归 10g，白薇 15g，党参 10g，生甘草 10g，钩藤 10g，怀牛膝 10g，地龙 10g，赤芍、白芍各 10g。

冉话：帕金森病以震颤、肌肉僵硬、姿势障碍等为特点，这在古时俗称鸡爪风。此案首发症状为四肢震颤，"诸风掉眩，皆属于肝"，治法当以养肝血为先。患者运动迟缓，此为肌肉不协调所致，患者七七已过，冲任亏虚，血不养筋骨，故有此症。治疗仍以益肝血为宜。

方用党参、甘草健脾胃，益生化之源；当归、芍药养血和营；白薇、钩藤大剂清肝胆之火、脉络之火，火平阴液方复；牛膝肝肾同补，地龙通络化瘀。

2009 年 7 月 29 日二诊：患者双手震颤，若着急则震颤加重。脉细涩。

二方：生地黄 15g，生大黄 5g，当归尾 10g，白薇 10g，党参 10g，生甘草 5g，槐米 10g，赤芍、白芍各 10g，钩藤 10g，泽兰 10g，乌蛇 10g。

冉话：治法不变，方义同前。患者久病必瘀，故增大黄生地汤除瘀血血痹，去旧生新；当归头止血、尾活血、身补血，故改用当归尾活血；入泽兰仍取其活血；乌蛇多用于皮肤顽癣，此处用其疏通经络。虫类药较草木之药走窜通经之力更甚，用之得当可起沉疴。方中行血之药多有补养作用，因患者本虚，过用化瘀则伤其本。

3. 癫痫

谢某，男，37 岁，2008 年某月因癫痫就诊。患者 7 岁前曾反复发作癫痫，成年后逐渐不发；3 年前突然复发，为压力增大诱发；就诊前 1 个月发作 1 次，症状为上肢抽搐、流涎，持续约 20 分钟。

诊断：癫痫 / 痫病。

辨证：肝风内动。

治法：平肝息风。

方药：白薇汤加减。当归 9g，白薇 9g，党参 12g，炙甘草 6g，土鳖虫 6g，全蝎 4.5g，珍珠母 30g，生赭石 30g，寒水石 30g，桃仁 6g，钩藤 9g，白芍 12g。

冉话：风证属阳、属火，故痫病必有火证。此案患者压力增大时复发，气有余便是火，此乃焦虑之火与脑窍瘀痰瘀火叠加而作病。治风先治血，血行风自灭，治血之方中白薇汤乃脑病专方。此方可荣血于头脑，清火于顶上，佐以活血通络、涤痰开窍之虫药，以期祛除顽邪；另伍以珍珠母、赭石、寒水石，起镇静之作用，乃《金匮要略》风引汤重镇息风之意。

凡怪病多责之痰、责于瘀，有医者曾以矾石疗癫痫，建有奇效，因此药有去败血、顽痰之用也（《金匮要略》矾石丸）。

学生体会：《三因极一病证方论·癫痫叙论》指出，"癫痫病，皆有惊动，使脏气不平……或在母胎中受惊，或少小感风寒暑湿，或饮食不节，逆于脏气"。丹溪则认为此病"无非痰涎壅塞，迷闷孔窍"而成。从此案分析，患者幼发此病，其时心脉、脑髓未充，易为外邪所蒙蔽，而后气血日隆，渐不致病；但邪留脑窍，病尚未去，一遇患者阴气渐衰之际，即可引动发作。

2008 年 11 月 4 日二诊：服上方 70 天，上症较前控制。

二方：生赭石 30g，珍珠母 90g，龙齿 90g，寒水石 90g，远志 60g，菖蒲 45g，天竺黄 60g，当归 60g，三棱 60g，莪术 60g，桃仁 45g，茯苓 90g，川芎 60g，钩藤 60g，白芍 90g。水泛为丸。

冉话：丸者缓也，此病非一时可以建功。方以风引汤加减，仍有活血消积、养血通络、引药上行之物，方义不变，药物稍事加减而已。此案凉遏肝风之药均可酌情选用，羚羊角、水牛角均属对症。

4. 多发性硬化症

龙某，女，39 岁，2009 年 7 月 7 日就诊。症见：双下肢麻木，僵硬而无力；恶寒，膝以下发凉，就诊时仍穿秋裤。脉沉细涩。

诊断：多发性硬化症 / 痿证。

辨证：气血失养。

治法：养血荣筋。

方药：黄芪桂枝五物汤加减。黄芪 10g，桂枝 10g，白芍 10g，乌蛇 5g，当归 10g，怀牛膝 10g，生姜 3 片，大枣 7 枚，蜈蚣 2 条。

冉话：《内经》明言，痹证乃风寒湿邪交争而成，以关节肿痛为表现，痿证则以热为源，而以皮毛、筋骨不荣为根本。此案患者疼痛不著，关节不肿，下肢却日渐麻木、无力，当责为痿证。患者恶寒、膝冷，此寒象也，其麻木、无力，虚损不荣也，黄芪桂枝五物汤可散营卫之寒，通营卫之郁，益气而养血；当归养血而活血，与黄芪同用，气血双行双补；牛膝补肝肾而健下肢；此病非一时而成，邪必深入经络，故加乌蛇、蜈蚣祛风除湿。

2009 年 8 月 4 日二诊：患者双下肢麻木略减，精神好转。苔略黄腻，脉右弦、左迟缓。

二方：前方加木瓜 10g，土鳖虫 5g，大黄炭 5g。

冉话：木瓜专行下肢祛湿柔筋，大黄炭用其活血之力，土鳖虫通行经络去死血。

2009 年 9 月 1 日三诊：下肢麻木等症继续减轻；腰腹有下坠感。脉沉细。

三方：桂枝 9g，白芍 9g，炙甘草 5g，熟附子 9g，炒白术 9g，生黄芪 9g，当归 9g，怀牛膝 9g。

学生记：患者麻木减轻，此血痹渐通之象。方加甘草、附子易为桂枝加附子汤，此方较黄芪桂枝五物汤行走之力为缓，但加强了温中化湿之用。冉老师认为此是祛邪方，亦是补养方。

2009 年 10 月 12 日四诊：患者服药后觉胃胀，仍下肢麻、凉。

四方：①柴胡 10g，白芍 10g，枳壳 10g，甘草 6g，香附 10g，乌药 10g，瓜蒌 10g，厚朴 10g，莱菔子 10g。②川乌 3g，草乌 3g，炙麻黄 9g，白芍 15g，甘草 6g，葛根 12g，姜炭 6g。

冉话：患者服上方腹胀，是中土衰败，不耐补益，此非佳象，故先以①方调肝脾，化饮食积滞，复中土职能。患者不受甘温之剂，只得易法，适秋冬令行，故予②方以乌头汤温散寒邪、疏通经脉，兼加葛根、姜炭于温散之中养血柔筋、温阳健脾，此七分消、三分补。

2009 年 11 月 24 日五诊：患者麻木转至双小腿，右外踝上仍发凉；腰坠胀，筋有紧缩感；自觉上热下凉。

五方：②方加木瓜 9g，豨莶草 9g。

冉话：经曰肺热叶焦，则皮毛虚弱，急薄，著则生痿躄也。心气热则生脉痿，肝气热发为筋痿，脾气热发为肉痿，肾气热发为骨痿。又曰：有渐于湿，以水为事，若有所留，居处相湿，肌肉濡渍，痹而不仁，发为肉痿。患者初发下肢寒凉、麻木而不仁，是为肉痿，其虽有寒湿之患，然本系热伤气血作痿，故处方始终设法调补气血。现脾热移于肝，见筋短挛急，故入木瓜柔筋疏肝，再入豨莶草利湿固肾，防有骨痿之患。

2009 年 12 月 22 日六诊：双膝僵硬，左腿活动困难，右腿发麻、发凉，腰有坠感。脉沉细、左弱右紧。

六方：生黄芪 15g，桂枝 10g，白芍 10g，炙甘草 6g，姜黄 9g，豨莶草 10g，怀牛膝 9g，木瓜 9g，防己 9g，土鳖虫 6g，大枣 7 枚，寻骨草（无药）。

学生体会：患者久服辛燥，寒湿可去而阴血难复，只能时攻时补、半攻半补。此诊又以桂枝加黄芪汤加减，木瓜、豨莶草、牛膝、土鳖虫、姜黄等药均为通经络而设；防己与牛膝、木瓜合，善治脚气肿痛，此用其利湿舒缓关节；寻骨草祛风湿、利关节，药房无药故未用。

2010 年 1 月 19 日七诊：双膝僵硬、腰凉坠、小腿凉感减轻；下肢麻木、紧缩感同前；活动差，行走时间长则不适；大便 2 ～ 3 天一行，偏干。

七方：防己 9g，茯苓 10g，熟地黄 15g，麻黄 6g，淫羊藿 15g，当归 10g，白芍 10g，姜黄 9g，怀牛膝 9g。

学生体会：此方暗合阳和汤之意，于寒湿处补益阴血。

2010 年 3 月 3 日八诊：下肢僵硬、麻木同前，经前加重，疲乏。

八方：生黄芪 15g，桂枝 10g，白芍 10g，炙甘草 6g，鸡血藤 10g，防己 9g，木瓜 9g，姜黄 9g。

2010 年 3 月 30 日九诊：患者双膝发紧，腹部有下坠感。脉沉细。

九方：川乌 3g，草乌 3g，炙麻黄 9g，白芍 15g，甘草 6g，怀牛膝 15g，木瓜 9g，乌蛇 6g。

2010 年 4 月 27 日十诊：双下肢僵硬同前，脉沉细。

十方：守方加当归 10g，姜黄 9g，鸡血藤 10g。

2010年5月25日十一诊：患者双下肢僵硬无力感大减，时有麻木；纳差，大便干。

十一方： 上方加地龙6g，肉苁蓉15g。

冉话： 以上数诊，虽药物时有变化，但均从散寒通络、养血舒筋着手，时而偏补，时而偏泻，随患者症变而变。量变可导致质变，患者服药近一年终见其效，疗此顽症贵在医患信任，相互一起努力。

2010年6月8日十二诊：患者双下肢无力、麻木，不冷；腹胀，大便干、一周2次。脉细数，舌淡红，苔薄白。

十二方： 苍术9g，黄柏6g，薏苡仁30g，怀牛膝9g，泽泻9g，木瓜9g，蚕沙10g，威灵仙9g，豨莶草10g，枳实9g，白芍15g。

冉话： 患者下焦寒邪虽去，然辛温之剂过服，燥伤阴液，更损肌肉筋骨；其脾胃虚弱、肌肉不养而无力，湿邪困顿、经脉不荣而麻木，脾精不布，阳明更燥，水谷不纳，燥屎不通，种种均令人痿废。故举"治痿独取阳明"之法，以四妙丸加减，祛湿利关节，养阴通腑实，健脾养胃，生津养筋。方中虽无养阴润燥之药，然湿去脾健则津复。

2010年6月22日十三诊：患者肌力较前好转；腰凉、腿麻，时有发凉；腹胀，便秘。

十三方： 柴胡10g，白芍15g，枳实9g，炙甘草6g，锁阳9g，苁蓉9g，牛膝9g，豨莶草10g，火麻仁15g，香附9g。

学生记： 四逆散疏肝健脾；锁阳、苁蓉、牛膝、麻仁均滋润生液，取诸热治痿、养津防痿之意。

5. Meige 综合征（梅热综合征）

韩某，男，32岁，2009年3月31日因双眼睑无力1年就诊。症见：双眼睑无力、难以睁开，嘴唇时有抽动，吞咽略困难，恶风、畏光、恶人，入夜则觉上症好转；四肢无异常。苔薄白，脉沉细数、略少力。

诊断： Meige 综合征 / 痿证。

辨证： 肝血不足，络失所养。

治法： 养血荣络。

方药： 息风煎加减。党参12g，白芍12g，枸杞子12g，白蒺藜9g，秦艽9g，密蒙花 9g，沙苑子 12g，旱莲草 9g，炙甘草 10g，制何首乌 12g。

2009 年 4 月 28 日二诊：双眼睑无力较前好转。

二方：党参 15g，白芍 15g，制何首乌 15g，天冬 10g，生地黄 15g，白蒺藜 10g，沙苑子 10g，秦艽 10g，木贼 10g，炙甘草 10g。

学生分析：Meige 综合征是由法国神经病学家 Henry Meige 首先描述的一组锥体外系疾患，主要表现为双眼睑痉挛、口下颌肌张力障碍、面部肌张力失调样不自主运动。此病按五轮学说，当属肉轮为病，属脾属土，何以不专用调补脾胃药物疗之，而反用益阴补精之物治之，岂不嫌其滋腻？

冉话：眼通神明，患者眼病当责精血亏虚。患者虽为肉轮受病，但阴血耗损，不荣经脉是其根本。其夜间诸症可缓解，岂非飞燕回巢之功？患者四肢无损，胃纳无碍，中土尚健；如疗湿土，也应局限眼部之湿，而不是泛泛治疗全身之湿。何况患者精血亏耗，非只伤及肉轮，其嘴唇抽动、恶风畏光，更有肝风内动之征；其脉细而数，也体现了其阴液的虚损。

学生记：冉老师上述论析，与 Meige 综合征之特点相符。本病"中老年女性多见"即是阴亏荣养不足，"神经元过度活动，多巴胺受体超敏"是为阴虚而风动。中西医看法一致，结合诊疗绝非空谈。

冉话：党参、白芍、何首乌三药合用为补肝肾之圣药，党参补脾，白芍护肝，何首乌培肾，此脾、肝、肾同补。另用诸药枸杞子、沙苑子、白蒺藜、密蒙花、旱莲草均可引达目系、疗目疾；秦艽通经络、治痹证，可除肉轮寒湿，使气血荣络。一方服后，患者效佳，二方稍事改动，方义不动。

学生记：冉老师常于一基本方中反复变动药味。例如生地黄换黄精、天冬易麦冬，此做法有两层意思：一是老师认为，经常更换同类药物可减轻耐药性；二是患者如不见改方，恐疑医者不够用心，更换药物可安患者之心，不使其生疑心之病。

6. 侧索硬化综合征？

郝某，女，49 岁，2009 年 3 月 25 日因下肢无力 1 年就诊。症见：四肢无力，肌肉未见萎缩；工作环境冷。舌偏暗、瘀点、有齿痕，脉涩、不缓、少力。西医怀疑侧索硬化综合征可能。

诊断：侧索硬化综合征？/痿证。

辨证：血虚失养。

治法：养血通络。

方药：桂枝加黄芪汤加减。生黄芪 10g，桂枝 10g，炙甘草 5g，赤芍、白芍各 5g，炮姜 10g，大枣 20g，络石藤 10g，当归 10g，伸筋草 10g，木瓜 10g，怀牛膝 10g，青风藤 10g。

冉话： 侧索硬化综合征临床见肌肉无力、肌肉萎缩、肌束震颤等症，此病中医当从痿证论治。此案患者肌肉萎缩虽未出现，但其舌偏暗有瘀，脉涩无力，瘀滞已生，病势深重。经曰："治痿独取阳明。"此法以黄芪桂枝五物汤、桂枝加黄芪汤等方为先。因桂枝汤从脾胃出发，调营卫气血，内证得而补虚，曹颖甫论曰：桂枝汤乃生发脾阳之方，故宜用之。黄芪补虚，主久败疮，《日华子本草》言其"助气壮筋骨，长肉补血"，可疗痿病，可补营卫。当归破宿血、生新血，亦可生肌肉。此案下肢损害为甚，易生姜为炮姜以温下元，伸筋草、木瓜、牛膝舒筋活络、养下肢，络石藤、青风藤祛风湿、通络。疗痿证，一重气血同养，二重活血通络，因久病必虚必瘀也。

2009 年 4 月 7 日二诊：患者自觉乏力好转，在搀扶下可行走，左下肢疼；颈肩部、牙齿怕冷。

二方：生黄芪 10g，桂枝 10g，当归 10g，赤芍、白芍各 10g，熟附子 10g，淫羊藿 10g，升麻 10g。

学生体会： 患者肢体痛、恶寒，此寒湿侵袭，改方黄芪桂枝五物汤加减以增强疏散之力，加入附子、淫羊藿以温阳化湿，升麻可运行气血。

2009 年 4 月 21 日三诊：自觉四肢有力，查体无明显改善，走路仍需人搀扶，月经时乏力加重；纳可，眠改善。舌瘀、暗红、有齿痕，脉沉细。

三方：生黄芪 15g，桂枝 10g，白芍 10g，炮姜 5g，熟附子 10g，淫羊藿 10g，仙茅 10g，大枣 7 枚。

学生记： 仍予黄芪桂枝五物汤稍事加减。

2009 年 5 月 12 日四诊：患者左上肢乏力加重，自觉周身发冷，就诊时仍穿毛衣；汗多、动则甚。

四方：熟附子 10g，干姜 5g，炙甘草 5g，生黄芪 15g，炒白术 10g，防风 5g，五味子 10g。

冉话：患者全身恶寒、得衣不减为寒，其汗多、动甚，为肾不固藏，故此方易以四逆汤加五味子温化寒湿，使肾气收纳。患者肢体乏力症状加重，黄芪仍为主药，其湿邪较重，芍药阴柔生湿，改以玉屏风调和营卫、固表、祛风湿。

2009年6月2日五诊：患者恶寒减，仍肩冷；上肢无力仍重，手抬起亦费力，上肢肌肉萎缩；易劳累，行走需人搀扶。

五方：熟附子10g，桂枝10g，白芍10g，炙甘草5g，炮姜5g，大枣7枚，红参5g。

2009年6月23日六诊：患者恶寒好转，停中药则反复；动则汗出，气短。苔薄白，脉沉细。

六方：桂枝10g，生甘草10g，生黄芪15g，赤芍、白芍各10g，生山药15g，熟附子10g，焦三仙（焦神曲、焦麦芽、焦山楂）各5g，生姜3片，大枣7枚。

冉话：气候入夏，患者得时相助，恶寒好转，停四逆汤；四肢不利，仍予桂枝汤通行营卫。

2009年10月12日七诊：患者近期未赴诊，中药间断服用；近期肌无力症状加重，不能行走，颈肩部发凉，脐周冷痛；说话吐字不清，咀嚼无力。

七方：红参10g，黑附片10g，当归10g，白薇10g，炙甘草5g，葛根12g，马钱子粉0.3g（吞服）。

冉话：患者数月未规律服药，且此时已入深秋，故病势加重。患者四肢出现萎缩，伴言语不清、咀嚼无力，此系脾肾大亏。处以温肾除湿、疏通管道，再以养血通络之品濡养；马钱子通经络顽痹死血，可健脾胃，有刺激神经、肌肉之作用。

2009年11月24日八诊：患者脐周冷痛症状明显减轻；行走、抬腿仍不能；喝水呛咳，说话不清，进食困难；平日无恶心呕吐，服药后时有呕吐。

八诊：葛根9g，熟附子6g，干姜3g，生甘草3g，茯苓9g，生姜3片，大枣5枚。

冉话：患者服药后脐周冷痛减，此寒湿渐去。患者服药后出现呕吐，此虚不受补，乃中土大虚，故以四逆汤小火生土，以期脾健；姜、枣调和寒热药性。

2009年12月7日九诊：患者恶寒、食纳、大便干好转；汗多，动则汗出；四肢无力，言语不清，下肢肌肉萎缩。

九方：生黄芪 10g，桂枝 6g，白芍 6g，干姜 3g，大枣 5g，制马钱子粉 0.15g。

冉话：仍取上法，药用小剂免伤脾胃。马钱子每剂用量不超过 0.5g，副作用就不大，不会引起角弓反张；此药苦而健脾，可少量用。

2010 年 1 月 5 日十诊：患者怕冷好转，仍纳差、活动后汗出。

十方：党参 10g，鸡血藤 10g，葛根 10g，防己 9g，木瓜 9g，生黄芪 10g，桂枝 6g，干姜 3g，白芍 6g。

学生记：恶寒好转，冉老师仍以养血柔筋、通络祛湿活血为法。

学生体会：经曰，阳明之上，燥气治之，中见太阴，阳明厥阴不从标本，从乎中也。阳明燥从湿化，痿病早期、病浅时可养阴润燥、荣筋生骨；后期寒湿困顿之象渐显，脾肾皆有牵连，仍可温阳化湿，不必忌讳。此案患者如辅以血肉有情之品，或有助益。

冉老师使用的小剂量四逆汤少火生气之法，使学生联想起李翰卿老中医小剂量真武汤治疗重症心衰患者的医案，现在经方、中药的量效关系研究十分热门，这种特别的用药方法值得我们进一步实践与探索。

7. 脊髓空洞症

安某，男，38 岁，2009 年 4 月 21 日因反复头晕耳鸣 5 年就诊。症见：发作性头晕、左耳鸣、面热烫不适，发作时可持续一天，冬重夏轻；颈项僵硬，上肢麻木；时有恶心、口周麻木；有高血压病史；既往核磁共振查及 "C2 ~ C3 脊髓空洞症，双侧额叶层下脱髓鞘"。

诊断：脊髓空洞症 / 晕症。

辨证：络失所养。

治法：温阳通络。

方药：桂枝汤加减。桂枝 15g，白芍 15g，炙甘草 10g，炮姜 10g，熟附子 10g，淫羊藿 10g，葛根 10g，大枣 14 枚。

冉话：脊髓空洞症是脊髓的空穴样变化，看似痿病，实则不然，这是奇经八脉的病变，是督脉的空虚，是脑髓的失养。督脉与太阳经起于目内络，上额交颠上，入络脑……入循膂，络肾，所以治疗上可以桂枝汤做底调和营卫，由太阳经气疏散至督脉脑髓。处方中用炮姜温阳助升，葛根引药上行，疏通经络；加附子、淫羊藿为温肾助督之用，辅用鹿角胶等血肉之品也可；大枣补气补津，此方重用

14 枚，因此物药力通达十二经，可助督脉复健。

2009 年 6 月 16 日二诊：患者服药后诸症均减，头晕明显减轻，颈项僵硬止，耳鸣好转。服药后咽痛，说话时明显。

二方：守方加僵蚕 10g，延胡索 10g。

冉话：上方升精补髓，患者服药后督脉得养，故症状减轻。此诊续方，稍事加减：患者咽痛，因辛温药力伤阴，声门失养，入僵蚕、延胡索疏通气血，使药力不在咽喉停留，期其直达颠顶；热力不在咽喉，则咽喉应不再疼痛。

学生记：冉老师始终强调，要避免让思维产生定式。如果一见眩晕便予天麻、钩藤，一见咳嗽气喘就用麻黄、杏仁，岂非守株待兔？

8. 面肌痉挛

王某，女，60 岁，2010 年 1 月 19 日因右侧面肌痉挛 12 年就诊。现症见：时有右侧面肌痉挛，无其他不适；易急躁。舌略暗，脉沉细。

诊断：面肌痉挛 / 面风。

辨证：气滞血瘀。

治法：行气活血。

方药：桂枝加葛根汤。葛根 15g，桂枝 10g，白芍 10g，炙甘草 6g，生姜 3 片，大枣 4 枚。

冉话：颜面属阳明，痉挛抽搐属风动之象，故定病为面风。此症非全身之风，病情属轻，不过因其患病日久，邪阻于里必致虚致瘀，故缓解较易，痊愈稍难。桂枝汤调和营卫、疏养气血，单用也有作用，但葛根升提药力，通络活血，可使药力深入阳明，辅以此药可事半功倍。

2010 年 3 月 3 日二诊：患者面肌抽搐次数、程度略减；舌偏暗、有齿痕，脉沉细。

二方：葛根 15g，白芍 15g，生甘草 6g，蜈蚣 2 条，全蝎 3g，土鳖虫 6g，天麻 9g，钩藤 6g。

冉话：药已中的，稍事调整。此方仍为桂枝加葛根汤：蜈蚣、全蝎代桂枝、生姜疏风，天麻代大枣养经络；再入土鳖虫化瘀血、钩藤清瘀火；新入诸药均可入络祛邪，邪去方能正安。

9. 脑梗死

【案一】李某，男，50岁，2008年9月5日就诊。患者于广州发生脑梗死，症见言语不利、半身不遂，经治疗20余天后恢复；后时有头晕，反应差。舌偏红，脉细弦。有高血压病史。

诊断：脑梗死/中风。

辨证：络失所养。

治法：养血通络。

方药：白薇汤加减。当归10g，白薇10g，党参10g，生甘草5g，白芍10g，钩藤5g，白蒺藜10g，沙苑子10g。

【案二】陈某，男，47岁，2010年5月11日因新发脑梗死半个月就诊。现症见：左侧肢体不遂，饮水呛咳，言语不利。有肾上腺瘤、继发性高血压、糖尿病病史。

诊断：脑梗死/中风。

辨证：络失所养。

治法：养血通络。

方药：白薇汤加减。当归10g，白薇10g，生晒参5g，生甘草6g，白芍10g，葛根15g，桃仁6g，红花6g，石菖蒲6g，土鳖虫9g。

冉话：中风之争由来已久，有内风、外风之辨。从冉氏医学经验来看，中风仍宜从内论，从《内经》偏枯之说。续命汤诸方可用，但应谨慎辨证，如孟浪使用恐催人性命。冉派习用白薇汤荣养脑络，如症轻则以钩藤、蒺藜通络，肢体废用则用桃仁、红花、蒲黄、五灵脂活血，甚则地龙、土鳖虫等虫类药物搜行。

学生体会：现代经方大家胡希恕先生认为，续命汤难以治疗我们平时所说的中风病。而老中医李可先生却曾公开讲过用续命汤治愈自己中风的例子，临床上也多有验证。

冉老师总结指出：疏散外风、驱逐内风、养血通络，可以是中风病治疗过程中不同阶段的治法；但应警惕，中风家多有火溢脉损、痰湿蕴结等基础，如辛燥无有掣肘，确有灼筋噬骨之虞。

10. 头痛

郭某，女，39岁，2009年4月21日就诊。症见：反复头痛半年，部位为太阳穴及后颈部、遇风则痛，疼时欲吐；眠差梦多，可诱发头痛。舌尖略红、苔薄白，脉沉细。

诊断：头痛 / 头风。

辨证：血虚风动。

治法：养血疏风。

方药：佛手散加减。当归 10g，川芎 10g，白芍 10g，白蒺藜 10g，白芷 10g，葛根 10g，炙甘草 5g，延胡索 10g，夜交藤 30g。

冉话：头风有内外之别，外风当清，内风当息；有经脉之别，颠顶属厥阴、后项属太阳、眉间属阳明、两颞属少阳。此案患者太阳穴、后项疼痛，但无明显寒象，此非寒邪束表，乃气血不荣，恶风失眠多梦症，俱是虚兆。此案患者需用养血疏风之法，由内而外，清里风外出；如表证明显，可酌情选用麻、桂、附等药。

七、皮肤科疾病

1. 银屑病

王某，男，40 岁，刑警，2009 年 2 月 17 日初诊。全身红斑伴瘙痒 15 年，银屑病诊断明确。目前全身散在大量境界清楚、大小不一暗红斑块，斑块可见浸润肥厚、表面附着少量银白色鳞屑；红斑瘙痒、疼痛，影响睡眠。自诉环境潮湿可诱发上症加重，冬重夏轻；平素饮酒多，每日 250g，酒后 2 小时瘙痒加重。舌偏红，苔中厚略腻黄，脉沉弦。

诊断：寻常型银屑病。

辨证：水湿内停。

治法：温阳利湿。

方药：苓桂术甘汤加减。土茯苓 15g，桂枝 10g，苍术 10g，生甘草 10g，马鞭草 15g，白鲜皮 15g。

2009 年 3 月 2 日复诊：皮肤瘙痒大减、脱屑亦减少 50%，斑块较前转暗，睡眠明显改善，但手背少量新丘疹。舌偏红、有齿痕，苔黄，脉沉大。

守方加制乌蛇 15g，全蝎 3g，浮萍 10g，海桐皮 10g。

冉话：俗话说，内不治喘，外不治癣。银屑病中医习称"白疕"，病势缠绵，易于反复，正是癣的一种。中医外科认为此病是因营血亏损，生风生燥，肌肤失养而成；初起多因风寒或风热之邪侵袭，导致营卫气机受阻，气血不畅而生。治疗此病常以疏风、清热、除湿、凉血、活血等药物内服、外敷。此病与体质、心情、生活习惯等多方面因素相关，治疗起来颇为不易。

诸痛痒疮，皆属于心。大凡瘙痒性疾病，中医外科多以火证论治，效多佳，但此案患者顽癣多年，以"肥厚红斑、脱屑、瘙痒"为主症，非一般皮炎可比，必有痰湿结聚于皮肤脉络之间，易留难走，痰湿与热相结，故现缠绵之象。患者酗酒，饮酒后瘙痒加重；酒辛甘而温，生湿生热，酒后瘙痒加重可佐证患者湿热结于皮肤。另外患者一遇潮湿环境，症状亦有加重，道理相同。察舌脉：舌红为热郁，苔黄厚腻为湿热，脉沉为里证，弦为气郁。诸症之中，唯患者冬重夏轻与诸症相反，冬季寒水主令，水胜火负，为何反重？长夏暑热困脾，理应加重，为何反见轻松？细究其因，患者皮肤已有痰凝结聚，热邪包裹于内，寒水盛时不能清火，反助痰湿，故见症剧；长夏虽暑湿弥漫，但胜在阳气旺盛，阳光所在，痰湿自化，包裹之热随气血运行而散，倒不用过分清热即令症状减轻。

中医的方是方位，更是为人体营造的一个小环境、小宇宙。患者有痰湿基础，冬重夏轻，故选择"病痰饮者，当以温药和之"，以苓桂术甘汤疗之，合情合理。一诊方用苓桂术甘汤，但以土茯苓代茯苓，苍术代白术，生甘草代炙甘草，是取方义而不执着其药。土茯苓，既可祛湿，又可清热、利筋骨，于此案胜于茯苓；苍术，苦温，发散之意较白术为强，患者皮肤痰凝结聚，开破之力强则易走化痰湿；甘草用生取其清热，无须赘言；仅桂枝一药，不用辛凉之物代之，因其为本方君药，以入肝行血，通阳达郁，辛温胜湿，可代夏日之阳也。另外此方再入两药：马鞭草凉血解毒、活血散瘀，兼可清热利湿，此药功似牡丹皮，兼可利湿，于此案更宜。当然，如败酱草、红藤等药均有类似功效，学者亦可酌情选用。白鲜皮性寒味苦，苦能燥湿、寒能清热，《本经》言其"主头风、黄疸，咳逆、淋沥……湿痹死肌，不可屈伸……"，大抵亦是以上功用，至后世，外科习用其治疗皮肤瘙痒、湿疹，此处鲜皮以皮走皮，引诸药直达病所。诸药配合无间，故此方收效迅速。

二诊药已中的，故选择守方，此时皮疹转暗却未消，说明局部痰凝一时难以温化，需要专药协助。故处方加入制乌蛇、全蝎、浮萍、海桐皮四药。其中：乌蛇、全蝎均可除风瘙瘾疹、疥癣，乌蛇另主皮肤不仁、顽痹诸风，两药均可深入巢穴，搜剔痰涎，故协用之。浮萍、海桐皮均治顽癣，浮萍辛散水气，海桐皮行经走络，均有开散之意。上四药初诊未用，因患者瘙痒明显，疏通太过反助热势，此时患者热象已退，故可联用。

白疕缠绵难愈，此案患者药后效尚佳，如能克己欲、节饮食、调情志，当能减少复发，达到临床治愈。

2. 皮肌炎

唐某，女，35岁，2008年10月28日因皮肌炎就诊。症见：肌无力，下蹲困难，下肢肌肉疼痛、活动时出现；面、手暗红，为坏死性血管炎；5月初至6月中旬反复发热，夜间尤剧，体温最高38℃，曾出现肺部炎症；目前口服泼尼松片40mg/d。

诊断：皮肌炎/肉痹。

辨证：肾阳虚衰。

治法：温补肾阳、祛寒通痹。

方药：附子汤加减。熟附子9g，白芍9g，土茯苓12g，炒白术9g，红参6g，淫羊藿12g。

冉话：肌肉疼痛责之在脾，无力责之于筋、责之于肝，肺部损害责之于肺，诸痛痒疮责之于心，如按此分析，用药不免杂乱，药力不能专一，治疗效果也不会理想。

此患寒湿侵肉则痛，侵筋则弛缓无力，侵皮毛则疹出，侵胸阳则闷塞，困胃则食不纳，困脾则精不化，困肺则呼吸不利，变证纷繁，但均可辨属肾阳不化、寒湿侵袭之证，当以阳虚论治。患者仲夏病发热，因其时暑湿弥漫，湿上加湿，故使肺气郁闭。患者现有面、手血管炎症，为寒湿内盛，逼阳外越，非热证也。

冉话：阳虚诸方甚多，选何方为宜？火神第一方四逆汤？镇水第一方真武汤？此案附子汤最宜。附子温肾阳，白芍和肝血，白术健脾燥湿，红参益气补肺，土茯苓泻湿疗疹，岂非面面俱到？附子汤即真武汤减生姜，加人参而成，患者病偏里，不以生姜走表；再入淫羊藿温肾阳、补命门火，此药可通络止痛，疗脉络之寒湿。

2008年11月4日二诊：服药后下肢力度较前增强，手指暗红部位较前消退；

咳嗽缠绵；服药后口干、流鼻血。苔少，脉细。

二方：上方加马鞭草 6g。

冉话：患者服药后力量恢复，说明寒湿得去，筋脉自荣；其手指泛红减轻，是瘀热得温则散也。故守方续服。患者苔少、脉细，服温燥之药后出现口干、鼻血，此属阴分受伤；患者虽伤寒湿，然浮阳于外，阳热与湿最易相裹，湿热留于肺胃则伤阴动血。患者咳嗽久久不愈，亦因湿邪笼罩，郁而化热，热伤娇脏所致。故加马鞭草入血分、清湿热、祛瘀毒、活血脉，因其性寒，故稍用 6g 即可。

2008 年 11 月 18 日三诊：患者面红、手红均减；咳嗽明显好转，下肢力量改善；诉上背部疼痛，近 3 个月脱发。行 CT 检查有"肺间质病变"。

三方：二方加三七粉 1.5g 冲服。

冉话：肾者作强之官，伎巧出焉，患者肢体无力，即不能作强，肾虚是也；发为血之余、肾之华，脱发亦为肾虚。故守方继续强肾。入三七粉祛瘀生新、散血定痛，疗肌肉疼痛。

2008 年 12 月 2 日四诊：面部、手部血管炎减轻，颜色明显变淡；下肢肌肉痛、背痛大减；肘部新发坏死性血管炎。苔花剥，脉转大。

四方：三方加生黄芪 12g，生薏苡仁 12g，冬瓜子 9g。

冉话：患者服药后肌肉痛减，是寒湿瘀闭得散，佳象。其面部、手掌段血管炎消退，亦佳象。唯其手肘又新发溃疡，此湿热瘀毒未除，循经上犯；患者此时脉转大，是阳气勃发之征，故取《外科枢要》冲和汤之意，用黄芪生肌托毒，薏苡仁、冬瓜仁祛湿排脓，疗半阴半阳、似溃非溃之疮。

2008 年 12 月 16 日五诊：坏死、溃疡皮肤部分愈合；晨起面部发热，手足仍凉；足麻、肌肉疼痛好转。纳差，苔黄腻。目前口服泼尼松 35mg/d。

五方：熟附子 9g，白芍 10g，土茯苓 15g，炒白术 10g，红参 5g，马鞭草 10g，生黄芪 15g，肉苁蓉 10g，怀牛膝 10g，三七粉 3g。

冉话：患者溃疡渐愈，仍以黄芪益气托毒；肉苁蓉养精而不滋腻，补阴而不滞阳；牛膝补肝肾、强腰膝，合三七可加强活血定痛之功。大法不变，总是以温阳、通经络为主。

2008 年 12 月 29 日六诊：下肢活动无碍，仍时有疼痛，足趾甲出现污垢；手血管炎稍反复，色暗红，雷诺征阳性。苔腻剥脱。

六方：桂枝 10g，白芍 10g，炙甘草 5g，当归 10g，细辛 3g，熟附子 9g，生姜 3 片，大枣 7 枚。

冉话：患者里寒渐除，治应透里达表。患者久服激素，温阳补虚可对抗其副作用；患者手凉，见雷诺现象，可知血分有寒，故以当归、细辛等温血分之寒，附子温肾助阳。

2009 年 1 月 20 日七诊：患者手寒、肌痛改善；新发右头面部带状疱疹。苔白腻。

七方：野菊花 9g，地丁 9g，蒲公英 9g，大青叶 9g，鱼腥草 12g，生地黄 12g，赤芍 9g，牡丹皮 9g，生大黄 6g（后下）。

冉话：患者体虚血寒，此时发串疮病，当从寒还是从热论治？体质辨病很有价值，但应根据具体情况分析。患者发病部位在头面，头为诸阳之会，面素不惧寒凉，且其素来面赤，属上焦有热。诸痛痒疮，皆属于心，心主血脉；疮疡多责之血分。当知热盛之人可为寒扰，寒束之体亦有热证。此病治以凉血散瘀之法，以大黄、生地黄为主通血痹，诸药清血分热毒，合可奏功。

学生记：此方服药 3 剂后疱疹痊愈，后续服辛温通阳之方，兼用蛇床子、当归、白鲜皮、苍术四药外洗疗疮。

2009 年 2 月 17 日八诊：手血管炎坏死愈，仍红；手凉服药后减轻，仍恶寒；自觉肌肉力量差、不耐劳；纳少，无腹胀。现泼尼松口服 25mg/d。苔白。

八方：黄芪 15g，桂枝 10g，炙甘草 5g，赤芍、白芍各 10g，党参 10g，生姜 3 片，大枣 7 枚。

冉话：患者外用洗方后血管炎缓解明显，因内服药力透达局部不足，而外洗药力直达病处故效佳。现患者坏死部位愈合，是内毒已清。故以黄芪建中汤补虚劳诸不足；党参补五脏，亦补虚劳，代饴糖。

2009 年 3 月 17 日九诊：患者恢复工作，手足发凉严重，仍见雷诺现象，膝盖酸痛；血管炎结痂，未复发；进食多，精力明显改善，不似以前劳累。现仍口服泼尼松 25mg/d。舌暗红，苔白，脉沉小。

九方：守方加熟附片 10g，干姜 5g，炙甘草 10g。

冉话：患者服上方后精神好转，但仍有四肢厥冷、膝痛等寒象，此均肾阳虚所致，加四逆汤温补肾阳、化湿行痹。甘草加量，因唯有此药方能守固附片之阳，使其不致走散；如剂量不达，附片则偏于行湿走散之功也。桂枝加附子汤、当归四逆汤均偏泻，非养护之剂；黄芪建中之类处方，才能称为补虚方。

2009 年 4 月 14 日十诊：患者精神佳、气力足，肌肉不痛，血管炎愈合未发；纳眠可，二便调。激素剂量维持不变。

十方：生黄芪 15g，桂枝 10g，白芍 10g，炙甘草 5g，党参 10g，生姜 3 片，大枣 7 枚，熟附片 10g，干姜 5g，炙甘草 10g。

学生体会：患者肌肉不痛，血脉已通，故减赤芍。

2009 年 6 月 26 日十一诊：体力改善、但不耐劳；抵抗力增强，感冒频次降低；现口服泼尼松 20mg/d；舌偏暗、苔白，脉细弦。

十一方：党参 10g，生地黄 15g，茯苓 10g，五味子 10g，何首乌 10g，红景天 10g，白芍 10g，生山药 10g。

冉话：寒湿已除，但以补虚为法；方以琼玉膏养阴健脾，五味、山药、何首乌培护肝肾，红景天、白芍入血养血。党参加黄精有代人参之功，补而不燥，此处亦可用。

学生记：此案患者坚持服药，按规律减少激素用量，病未复发。1 年后复诊，仍以琼玉膏加减。

3. 荨麻疹

【案一】刘某，女，64 岁，2008 年 12 月 2 日因全身风团伴瘙痒半个月就诊。全身风团时发、瘙痒，口唇肿；1 周前出现牙痛。苔厚腻而略黄。

诊断：荨麻疹 / 风瘾疹。

辨证：血分热毒。

治法：清热凉血。

方药：清震汤加减。苍术 10g，荷叶 10g，升麻 10g，赤芍 10g，槐米 10g，白茅根 15g。

冉话：荨麻疹被称为风瘾疹，即言病多由风而起。风袭气分则气郁，袭血则血热，气郁则搏肌肉，发为肿胀，血热则扰心，发为瘙痒。此病时起时消，非若寻常湿疹痒疮固定不移，亦属风象。

风疾当以风药解，清震汤疗雷头风，即风如雷电迅猛袭人头面之疾，患者口唇肿胀，即为风袭阳位之证据。苍术开肌肉腠理祛邪，荷叶疏散风热，升麻运行气血、升阳气、解湿郁。再入赤芍、槐米、白茅根入血分：赤芍较白芍为凉，更擅凉血化瘀；槐米为槐花未开之苞蕾，其力偏里，其用更凉，故凉血清热之功更佳；茅根清热凉血之余又可生津，使受伤之阴液恢复。三药合用，疗血热、清热毒。

2008 年 12 月 16 日二诊：药后风团、瘙痒皆减；眠差，醒后不易再入睡；舌淡、苔黄腻。

二方：守方加大黄 5g。

冉话：大黄可入血分清热，又可给热邪以出路，合蝉蜕、生地黄可疗瘾疹。

2008 年 12 月 23 日三诊：颜面、口唇未再发作风团；后背冷热刺激后均发风团、瘙痒；舌淡，苔薄黄、略腻。

三方：生地黄 15g，赤芍 10g，牡丹皮 10g，白茅根 15g，紫草 10g，土茯苓 10g，马鞭草 10g，生甘草 5g，升麻 10g，独活 5g。

冉话：患者颜面部位未发风团，后背部仍发风团，是在表之风邪已散，但在里之湿未解。苍术、荷叶走头，故去；以独活走腰，此物腰上风团甚效，升麻、赤芍、茅根续随，生地黄、牡丹皮加强凉血之功，土茯苓、生甘草健脾利湿、清热解毒，紫草、马鞭草排毒凉血利湿。

2009 年 1 月 6 日四诊：风团发作情况明显缓解；晨起上肢仍发少量风团、略痒。苔腻，脉沉细。

四方：白茅根 50g，当茶饮。

冉话：《本草正义》言，白茅根，寒凉而味甚甘，能清血分之热而不伤于燥，又不黏腻，故凉血而不虑其积瘀……降逆而异于苦燥，则又止渴生津，而清涤肺胃肠间之伏热，疗胃火哕逆呕吐，消谷燥渴，通淋闭，治溲血下血，通利小水，泄热结之水肿，导瘀热之黄疸，皆甘寒通泄之实效。故《本经》言此物"主劳伤虚羸，补中益气，除瘀血，血闭寒热，利小便"，实乃清中补品也。

【案二】刘某，女，42 岁，2008 年 10 月 28 日就诊。症见：时发风团、月经前明显，遇寒则发，遇暖则退；现头皮、身痒，手足皲裂。舌淡，苔白腻，脉沉细。

诊断：荨麻疹 / 风瘾疹。

辨证：血中热毒。

治法：清热解毒凉血。

方药：冉氏家传方加减。生地黄 15g，蝉蜕 6g，赤芍 9g，牡丹皮 9g，土茯苓 9g，马鞭草 9g，白鲜皮 12g，生甘草 6g。

冉话：诸痛痒疮，皆属于心。风团之病多因热毒入血，此案患者遇寒加重、遇暖减退，岂非相悖？查旧人医案，多有以桂枝汤、桂麻各半汤等辛温发散之剂痊病者，此案是否也同属营卫被郁之证？

学者当知，在治疗疾病时，诱因与本病、疾病与体质一定要分清，只有辨病与辨证结合起来才能看好病。此案虽由风寒外引而发，然须有血中热毒作患方可成风团之形。如无血毒，桂麻各半汤原文何以只言身痒，不言团块？何以此患月事与风团发作紧密联系？故治病必求于本，当从清热解毒凉血之法疏方。

本方以凉血药物为主：赤芍、牡丹皮、生地黄，凉血清热；土茯苓、马鞭草、白鲜皮清热解毒、利湿止痒，可给邪以出路；蝉蜕起透发之用，非透邪出表，而是透深伏之郁热随药而行；生甘草清热解毒，调和诸药。此方为大黄生地汤、大黄蝉衣汤之变法；如患者热毒稽留，也可入大黄荡涤。

4. 白癜风

汪某，男，19 岁，2010 年 6 月 8 日因眼眶散在色素脱失斑就诊。症见：眼睫毛亦白。舌淡，有齿痕，苔腻、黄白相间，脉沉细而缓。

诊断：白癜风 / 白驳风。

辨证：肝肾亏虚。

治法：养肝补肾。

方药：冉氏五色汤加减。葛根 15g，密蒙花 10g，青黛 9g，红花 9g，生蒲黄 10g，乌梅 6g，白茯苓 15g，补骨脂 9g。

冉话：此病各色皮肤人种均可患病，白种人、黑种人均可脱色，故知此病色非白色，乃无色，即五色均缺。故以青黛补青色，红花补红色，蒲黄补黄色，乌梅补黑色，茯苓补白色；再入补骨脂补肝肾，葛根、密蒙花引药上行于眼眶。该病食疗可用《美容饮膳指南》书中所载"昆仑追风粥"常服。

5. 带状疱疹

郭某，男，61 岁，2010 年 5 月 18 日因带状疱疹初诊。1 周来疱疹发于左上臂，彻夜疼痛。脉沉细涩。

　　诊断：带状疱疹／蛇串疮。

　　辨证：气血闭阻。

　　治法：行气活血。

　　方药：黄芪桂枝五物汤加减。生黄芪 10g，桂枝 10g，白芍 10g，升麻 9g，葛根 15g，生姜 3 片，大枣 5 枚。

　　冉话：带状疱疹因外感病毒而发，属外来之毒，其善袭人胁肋、头面，均属阳位，病发则疼痛、生疱，故当为热毒。热毒当清，故大多带状疱疹患者，均可以清热解毒治法见效。此案患者脉象沉细，热毒不显，仍疼痛剧烈、彻夜不休，何解？此因其气血不足，虚人受病。患者虚损，不宜以寒药败中阳，当疗营卫以逐稽留之客。

　　黄芪桂枝五物汤方疗血痹，实则气血均疗。桂枝达卫，白芍和营，黄芪补而带通，走气走血引药外达，生姜、大枣调和诸药。再入升麻、葛根，均辛凉发散，升麻可清气分热，葛根凉血分热，共为佐使。

　　2010 年 6 月 1 日二诊：服药后疱疹处疼痛明显减轻；脉沉细涩，二便调，眠转好。

　　二方：上方加银柴胡 10g。

　　冉话：疱疹为热毒，银柴胡凉血而透热，为清理虚火燔灼之要药，故用之。

6. 脱发

　　郭某，女，37 岁，2008 年 10 月 14 日因脱发 4 个月、加重 1 个月就诊。症见：脱发，压力大、疲劳后出现；头晕、眠差；熬夜，睡眠时间短，每天 6 小时；牙痛，四肢凉。舌偏暗红、尖红，脉小。湿疹病史 1 年。

　　诊断：脱发。

　　辨证：肝肾阴虚。

　　治法：滋补肝肾。

　　方药：二至丸加减。女贞子 9g，旱莲草 9g，生地黄 12g，白芍 9g，牡丹皮 9g，槐米 9g，何首乌 9g，紫草 9g，桑葚 12g，生甘草 6g。

　　20 剂，共为细末，过筛，炼蜜为丸；常服。

　　冉话：《内经》认为，发为血之余，又曰肾华在发。故知精血的荣养与毛发的生长有着密切的联系。诊病应辨明诱发因素与直接原因、局部与整体之间的关系，如此案患者压力大、疲劳属诱发因素，其根本在于肝肾亏耗；再如其牙痛是局部问题，为该部位血热的聚结，而整体仍要看见阴血的不足。夜主静，鸟回巢，此人熬夜、睡眠时间不足，阴时阳动，如日后不能审慎起居，可能影响寿命。

本案方用二至丸加减，培补肝肾，凉血祛湿；患者肝肾不足，精气亏虚，需补精血、培肝肾。此方宜常服，故处以蜜丸：一方便服用，二可稍制阴药之凉，避伤脾胃。

八、妇科疾病

1. 产后恶阻

吴某，女，29岁，2010年1月12日因产后恶心欲呕就诊。患者产后纳差1年，闻油味泛呕，进食后欲吐；头晕、头痛，前额明显；5个月前因生气出现胸闷，可自行缓解，间断发作，气短，善太息；面色苍白，大便不成形、不通畅。脉沉细。

诊断：产后恶阻。

辨证：胃气不降。

治法：和胃降逆。

方药：小半夏加茯苓汤加减。法半夏9g，茯苓10g，竹茹10g，生姜3片，枇杷叶6g，白芷10g，川芎3g。

冉话：患者无腰坠、足寒，不可轻言水寒；其虽有气闷、憋胀，然无胃脘疼痛，不可遂言肝气犯胃；其面色苍白、大便不成形，有相火衰败之象，但此时痰浊仍盛，故宜先治其标，再谋其本。处方以小半夏加茯苓汤：半夏、生姜破寒热结气于胸腹胃脘，以茯苓引邪下行，给邪以出路。加竹茹暗合温胆汤之意，温胆者，助其春生之意也，痰湿除、阳气自然升腾；此人久病已虚，枳壳破气故去之。经曰诸逆冲上，皆属于火，枇杷叶性凉专主下气，兼肃浮火，可安胃气。白芷、川芎合用可芳香化脾、疏肝解郁，另入眉间疗前额头痛。

学生体会：女子生产，伤精动血，且产时门户大开，寒邪易直入伤里，故傅青主认为产后恶阻多为肾虚受寒所致，当以温肾气之法疗之。然百人患病有百种模样，岂可一言以蔽之？此患恶心欲呕、食入不安，属水谷之海不纳；其头晕、头痛，以前额明显，是阳明头痛之部位；其犯怒后胸闷、太息，痰湿阻塞气机所致；其大便不调，为脾胃同病。故此案最终以化痰法取效。

2. 产后身痛

高某，女，34 岁，2009 年 4 月 28 日因产后后背、腕踝冷痛就诊。患者产后70 天，既往有人流史，人流后出现足跟疼痛、产后加重；伴后背冷痛，腕踝关节疼痛、发凉（与天气无关）；恶风寒、汗多不止；恶露 50 天。

诊断：产后足痛。

辨证：营卫不和。

治法：调和营卫。

方药：桂枝加葛根汤加减。附子 10g，黄芪 15g，桂枝 10g，白芍 10g，炙甘草 10g，葛根 10g，生姜 3 片，大枣 12 枚。

冉话：此案与傅青主治产后恶寒身颤一案颇似，俱因患者产后虚损，外邪侵犯所致。患者足跟疼痛，为肾气不足；四肢、后背冷痛，乃寒湿所侵；恶风汗多，为风邪外袭。当知营卫不通，五脏皆病。

本案以调和营卫为法，营卫畅通则外邪自去，故主方以桂枝汤调和营卫、疏风达表。辅葛根升津液、达血脉，舒经活络止痛；附子配黄芪，名芪附汤，温肾气、固肺气，表里同补，主气虚阳弱，二药相合，黄芪得桂枝达表，附子随甘草守里，两者齐头并进。

学生体会：傅青主疗此类案主张以十全大补类方进行治疗，"治其内寒，而外寒自散；治其内弱，而外热自解；壮其元阳，而身颤自除"。其疗病原理，其实也就是调和营卫气血。

2009 年 5 月 12 日二诊：患者足踝痛减，后背凉止、仍痛；汗仍多；眼痛，短气、乏力、困倦；久行后身痛。苔薄，脉沉细。

二方：黄芪 12g，当归 9g，桂枝 10g，白芍 10g，炙甘草 10g，生姜 3 片，大枣 7 枚。入蜜同煎。

冉话：桂枝汤外证得之解肌、内证得之补虚。患者服药痛减、凉止，此寒湿得消；其乏力、困倦，行则身痛，治疗当仍以调理体虚为要。方取内补当归建中之意，联合黄芪益气养血、疗虚劳。当归、黄芪合而谓之补血汤，乃气血互荣之意，与桂枝汤调和营卫方义相合。

2009年5月26日三诊：患者近10天足踝复痛，腕踝发凉；恶风、头汗多，易疲劳，口不渴。

三方：附片10g，白芍10g，茯苓10g，白术10g，炙甘草5g，生晒参10g，山茱萸10g，五味子10g。

冉话： 患者近期足踝疼痛复作，足跟属肾，故此次当以温补肾阳、温化寒湿为先。易方以附子汤温肾祛湿；患者乃产后体虚、湿邪侵袭关节肌肉所致疼痛，入甘草一可补益肌肉，二可缓和辛燥药物刚猛之力，助其缓图湿邪。患者仍恶风，健脾胃以益营卫，中土健才能气血生，现寒湿内盛，当以健脾化湿为先，寒湿去后仍可以桂芍调和；其汗多从肾不纳气立论，以山萸肉、五味子补肾纳气、敛阴和营。

3.更年期综合征

刘某，女，45岁，2008年11月11日就诊。患者停经2个月，形体消瘦，恐惧不安，口中时有异味。脉小数、右偏弦。16岁初潮，2007年月经周期为15～20天。

诊断：更年期综合征/经停。

辨证：血虚肝旺。

治法：养血柔肝。

方药：白薇汤加减。当归9g，白薇9g，党参9g，炙甘草6g，白芍9g，茺蔚子9g，怀牛膝9g。

冉话： 经血运行，一需天癸充盛，二要冲带流畅，故停经有因血虚精亏者，有肝气郁结者，有瘀血留腹者，但治法总不离肝肾。患者形体消瘦、恐惧不安，乃阴亏血虚；口有异味、脉小数，乃虚火上燔；冲脉血海不充，功能失调，故见经期紊乱。

白薇汤乃许叔微名方，原治"血虚郁冒，昏昏不知人"，彼证为血虚火逆，此证亦然。当归、白薇同用，充养肝血而不嫌过热，白薇不若其他苦寒药物伤阴，此物养阴而清血热，兼可疗惊邪，用于此案甚合；此案病在下焦，故以茺蔚子、怀牛膝引血下行，濡养冲脉；白芍补敛中带有和散，可疏通血脉。

2008年11月25日二诊：经未至，药后恐惧等不适略好转；诉腰痛10余年，现自觉右膝疼痛。舌淡、苔白，脉细。

二方：当归9g，白芍9g，川芎6g，茺蔚子9g，炮姜6g，怀牛膝9g，续断9g，桃仁6g。

冉话：患者恐惧、脉数好转，虚火渐消。患者月事未至，继续以养血为法，调方以四物汤加减。停经之病虚实夹杂，既有不足之象，亦有血瘀之征。处方当以活血为要，熟地黄滋腻不用，加茺蔚子、牛膝活血下行（如单纯养血，四物去川芎）；续断培补肝肾，可续筋骨、疏通血脉，且性偏下行，用之补而带通；方用桃仁守而不走，疗局部血瘀；调经非疗癥瘕，需活血而非破血，故桃仁仅用少量缓消瘀血。有同学言用红花，此药走而不守，散全身瘀血，重用消人正气，于此案不宜。全方以养血活血为主，辅以炮姜温经通经。

此案也可用人参，因其上可补肺、中可健脾、下可益肾；党参、太子参则力薄不堪用。

2008年12月16日三诊：患者服药后于12月10日来潮、量少色暗；现周身疼痛不适，口苦纳差、面黄。舌淡，苔薄，脉有力、偏弦。

三方：当归10g，白芍10g，柴胡5g，茯苓15g，山药15g，薄荷5g，炙甘草5g，生姜3片。

冉话：患者血脉充、冲脉畅、月事通，活血之药可停，仍续以养血之方；患者仍处经期，肝气偏盛，肝旺则伐土，其脉有力而弦、面黄口苦即为明证；其周身疼痛，乃经血下行，不荣肌腠所致。治法先以疏肝健脾，待经净后续予补养之药。处方逍遥散加减：当归加白芍养肝血，茯苓加山药固护脾胃，柴胡、薄荷、生姜疏肝行气。山药易白术，因白术温燥伤阴而山药滋润平和，患者血虚阴亏，张锡纯老先生言山药滑润滋阴，又能滋肾健脾，故更相宜。薄荷清肝行气、清头目，兼可行胃气，疏散而不耗散，为调肝佳品。

学生体会：现有医持唯经方论，或论经方不能删改，或见时方则非议，此我派实不能认同。医者若知蒲辅周先生"一人一方，一锁一钥"之论，当常自省，还望中医学界戒骄戒躁，勤求博采，少说空话，多干实事。

2008年12月29日四诊：患者乏力好转；现形瘦、面色差，胃不适；入睡快，但多梦。

四方：黄芪10g，当归10g，生晒参5g，炒白术10g，茯苓10g，炙甘草5g，远志 10g，龙眼肉 10g，炒酸枣仁 10g，广木香 5g。

冉话：患者经净，以养血之方调之。然土生万物生，故养血先调脾。四君子汤健脾益气、生化源，得木香则补而不滞；黄芪配当归，气荣则血荣；龙眼、酸枣仁养心血安神助眠，眠佳则血自复；远志功擅补养，用其定心气、止惊悸、安神定志之功。

4. 宫颈癌术后

汪某，女，62 岁。2009 年 2 月 10 日就诊。患者 2008 年 5 月体检时发现宫颈癌，即行手术、化疗等治疗；2008 年 12 月行相关检查未见复发。眠多梦、时有耳鸣；乳房胀痛。舌暗红，脉细数。绝经早，为 42 岁。现长期口服贞芪口服液治疗。

诊断：宫颈癌术后 / 虚劳。

辨证：阴虚火旺。

治法：滋阴降火。

方药：二至丸加味。女贞子 10g，旱莲草 10g，制何首乌 15g，白芍 10g，黄精 10g，黄芩 10g，磁石 30g。

冉话：宫颈癌是由人类乳头瘤病毒引起的，故从中医而论，此病仍宜考虑外毒侵袭，留滞胞宫，法从化瘀化癥论处。此案患者已行手术、化疗，目前并未复发，是癥瘕暂去。化疗如同攻伐之中药，化积亦伤正，故患者至今仍口服贞芪口服液进行补养。但贞芪口服液抗肿瘤也应辨证使用，不可滥用。

此患者年过花甲，其阴必虚。耳鸣、多梦，是虚火漂浮；舌红、脉细数，亦为阴虚之象。任主胞胎，任脉乃阴脉之海，《素问·骨空论》又言"任脉为病，男子内结七疝，女子带下瘕聚"，因此本案当在阴分出手，以滋阴降火为法。患者自服贞芪口服液，内中成分女贞子养阴可用，但黄芪温而走散，易动阴气，不相宜也；此药会与口服中药汤剂产生冲突，建议停服该药；中成药与汤药冲突情况并不少见，同人需引起注意。

患者脉细数为虚象，数而弦大为实象，取类比象之法；脉细、非弱，此为血虚，非气虚。患者耳鸣、多梦，乃浮火在上，宜潜而收之，非清而散之。方用女贞子补而带固，制何首乌补精血而带涩，白芍酸敛和营，磁石重镇、吸阳入阴。精血亏虚，阴虚阳亢，火旺于上伤及血分，故以旱莲草、黄芩清血分热。党参合黄精，可代人参之功：人参补三焦，而党参力偏中焦，黄精善补下焦。

目前肿瘤患者颇多，但均需以补虚为要，"正气存内，邪不可干"，蛇舌草、半枝莲一类专药可用，但应辨证准确，热者效佳。中药还是要在中医理论指导下应用，这样才能产生更好的疗效。

2009年2月24日二诊：服药后觉体力改善，乳房胀痛未出现；耳鸣同前，晨起重、午后轻。

二方：一方加赤芍10g，山萸肉10g，党参10g（因红景天无药而代之）。

冉话： 患者服药后诸症改善，是阴复阳潜；然耳鸣仍重，因火浮于窍，药难着力也，故加赤芍加强行血之力，使药力达耳窍、破热结。患者耳鸣晨起明显，因春令主时，肝旺胆逆，故重；午后阳气渐弛，阴气渐隆，故轻；故以山茱萸酸涩，大收元气，大敛肝阴，收摄胆火，固摄防脱。红景天芳香而带涩味，色红又入血分，行血又兼收敛；清肺收涩有补气之功；因药房无药，姑且以党参代之。

2009年3月25日三诊：服药后精神佳，仍耳鸣。舌淡，脉沉小有力。

三方：二方加炙甘草10g，五味子10g，肉苁蓉10g。

冉话： 患者耳鸣难解，因其下元久虚，虚火无巢反驻于窍，故仍以赤芍通达、磁石吸引、黄芩苦降，三者合而为此案耳鸣专药。患者燥热为标，阴虚为本；故加炙甘草养脾阴，五味子补肺纳肾；肉苁蓉以从容之名，补而不腻，有补精生髓、养阴润燥之功。

2009年4月21日四诊：患者体力改善，耳鸣止；纳可，大便欠成形。舌胖大，脉数。

四方：天冬10g，生地黄15g，党参10g，白芍10g，山茱萸10g，五味子10g，南沙参10g，生山药15g。

冉话： 患者服滋阴降火之方两月有余，耳鸣方止，故知此症不易治也。其久服鳢肠（墨旱莲），此物凉血伤胃，故见大便稀溏。患者虚热已消，故避清火之药，但事补虚，改方三才汤善后。天地人补元气、益阴津，加白芍、山萸肉、五味子酸收养护阴血，山药滋润平和，补肺脾肾三脏，南沙参补而带泻，兼清余火。

5.卵巢囊肿

靳某，女，32岁，因左侧卵巢查及囊肿就诊。少腹隐痛，经期偶有腹痛，月经血块多、色黑；畏凉，进食后腹胀。苔薄白，脉细涩。彩超提示囊肿大小为3.1cm×2.1cm×3.3cm。既往查及子宫肌瘤。

诊断：卵巢囊肿/癥瘕。

辨证：下焦虚寒，气滞血瘀。

治法：温化气郁，散寒消癥。

方药：桂枝茯苓丸加减。桂枝 9g，茯苓 9g，白芍 9g，桃仁 6g，莪术 9g，益母草 9g，肉苁蓉 9g，炮姜炭 6g。

患者服药 2 个月后囊肿完全消失，腹痛等症不显。

冉话：癥瘕之病，多责气血之瘀滞。妇女有月事之扰，血道常开，寒邪、风邪易长驱直入，为祸胞宫。患者查见子宫肌瘤、卵巢囊肿，此两者均可视作癥瘕，其瘀滞部位偏于下焦。此人畏凉，为阳气不足之象；进食后腹胀，乃肝气瘀滞；血块色黑，属寒。治法宜温化瘀滞、散寒消癥，方能愈病。

桂枝茯苓丸是仲景为癥病所设温通缓消之圣方，其中牡丹皮、芍药、桃仁均可消积，《本经》言丹皮除癥坚、芍药破坚积、桃仁主治血闭癥瘕，合以桂枝暖宫祛瘀，茯苓甘淡渗利，引药下行，合为作丸，缓攻缓消。此案患者为虚寒之体，牡丹皮性寒，易以性温之莪术，再入妇科化瘀专药益母草，引诸药入于胞宫；患者寒盛，桂枝单药不易建功，故予炮姜炒炭为用，取其性舍其味，用其温煦下焦，温经止血，辅助化瘀之功；肉苁蓉滋阴养血，《本经》言其可治癥瘕，以血盛则行，行则癥瘕自去也。

桂枝茯苓丸治疗疾病种类众多，非仅疗妇科肌瘤。临证时用药宜灵活：如为加强其温煦的作用可加炮姜、香附、川芎，如要加强散瘀的作用可加三棱、莪术、败酱草、鱼腥草、马鞭草、红藤，如要增强补养的力量，则可以联合当归、川芎，如要注重清热的力量则可加入大青叶等药。但应注意一点，加入的药一定要走行血分，方中若增添走气分的清热药则有失妥当。

治病选方如同打仗，要集中优势兵力消灭敌人，如力量分散不仅用药无功，反而会延误患者病情。治疗癥瘕，引经药的选用可明显增强疗效，益母草、牛膝、川芎均为优秀的引经药。需知热证、寒证均可导致瘀血的产生，治疗应随证选药，桂枝茯苓丸并不通治肌瘤。

九、男科疾病

1. 男性不育

【案一】王某，男，29岁，2010年6月1日就诊。多年无子，行精液检查示精子活动力差，A级无、D级多；房事正常，无阳痿等症。脉沉细，舌淡红，苔薄白。

诊断：男性不育 / 不育。

辨证：肾阳不足。

治法：温补肾阳。

方药：附子汤。黑附片10g，赤芍、白芍各10g，茯苓10g，炒白术10g，高丽红参5g。

冉话：因旧时体制、男权社会等历史原因，古时不孕多责妇人，少有怪诸男子者，故古方疗妇人不孕方论甚多，而论男子者稀少。此案患者并非精子生成无能，而是精子活力欠佳；故知此非精之不足，而是精之不力。傅青主谈及治疗妇人下身冰冷不孕时曾说："妇人子宫非火不暖，若交感之际，阴中无温热之气，则冰封宫城，难以受孕也。"寒冷之过，女子有，男子亦有；胞胎可寒凉，精液亦可寒凉，均乃心肾二火之衰微也。此案治宜温肾益阳。

学生体会：现今社会进步、观念改变，进行不育筛查的男子较前明显增多，精子不良甚或无精症患者的确诊率明显增高。精子质量不佳，西医学认为多可不用服药，建议多锻炼、戒烟、避免各种原因所致的阴囊温度升高，以及补充锌、硒、蛋白质和维生素即可。但从中医观点看来，守神养精、修身养性也应当是调节男性生殖功能重要的一方面。

附：冉老师常言阳痿多责于宗筋、责于肝，非肾之过；"七粒丁香八粒椒"善治阳痿，取其暖肝，此房中秘术。

冉话：附子汤疗"少阴病，脉沉细，背恶寒，身疼痛"。此证乃少阴火衰，阳虚阴盛，水湿为阴，盛则不安于下而涌上，犯于表则恶寒，犯于里则身痛。方用附片温阳化湿，祛寒止痛，破癥坚积聚，此药虽大辛大热有毒，为本草下品，但若药症契合，亦可建大功、立伟业。茯苓引上犯之湿下行，淡渗利尿化饮；白术健脾防水、燥湿和肌；人参补精回阳，阳复则阴霾散；芍药和血脉、通血痹，入心散瘀结，因水克火，心主最易受邪。

患者脉沉细、精子不力，乃阳虚寒盛之症，这不是降低阴囊温度就可以治疗的；方选附子汤温暖下元，无害而反益。药取附子暖助元阳，化下焦困顿之寒湿，助精勃发；茯苓、白术除湿健脾，可防湿邪伐肾，间接有补肾之功；高丽红参生高山寒地，性颇温热而大补元阳，服此可增精长力；此人无他病，但无子必焦虑，焦虑为心病，当以心药医，故用芍药通心以解郁安神。方中不用肉苁蓉、锁阳、巴戟天、鹿茸等，因其精子数量无异常，而病质量不佳，仅需温通肾阳、助力即可。

【案二】柴某，男，37岁，2009年3月31日因不育就诊。精液检查示其总数正常，但精子存活率低，为36%；前列腺肥大、钙化，近期有尿频急等炎性反应。纳眠可，二便调，无夜尿。

诊断：男性不育／不育。

辨证：肾气不化。

治法：行气化瘀。

方药：桂枝茯苓丸加减。桂枝10g，茯苓10g，牡丹皮10g，赤芍、白芍各10g，何首乌15g，桃仁10g，党参15g。

学生记：学生跟习时试行处方，以此案患者必为肾精亏虚所致精子不活，一生处金匮肾气丸加香附、茺蔚子，一生处五子衍宗丸合小茴香、炮姜、胡芦巴、桃仁。

冉话：此人腰腿无碍、夜尿不频、精子量足，且未足五八之数，肾气尚充，不必急于补肾，故肾气丸不必用；香附疏肝理气，可化瘀热，茺蔚子养血活血，疏导气机，此案可选。患者下焦有热，非寒凝丹田，没有明显寒邪征象，故不宜用茴香、胡芦巴等温燥之药。

此案选以桂枝茯苓丸，以其能化癥瘕，去前列腺之瘀阳，瘀热一除，阴精自生。再入何首乌补益精血，党参健脾养血，精血互化。

患者近期虽有尿道急性炎症，但不宜用黄芩、黄柏，以其寒冷伤阳、苦燥伤阴。前列腺炎之治疗，西医尚且不用抗生素，中医何必非用三黄之属？此案以通瘀治之，瘀血消则留热自去。

学生体会： 此案与前案相仿，均为不育，何以一用热、一用寒？因前案为精子活动不利，是阳不行，此为精子存活不可，是热太盛（睾丸温度升高抑制精子）。患者前列腺肥大，乃热留膀胱之象，近期尿频急，亦为下焦有热之征。

2.男性性功能障碍

【案一】 邱某，男，36 岁，2010 年 1 月 19 日因性欲降低半年就诊。性欲降低，兼见早泄；有中度脂肪肝。舌红，苔薄白，脉紧。

诊断：男性性功能障碍 / 阳痿。

辨证：肾精不足。

治法：养血益精。

方药：二仙汤加减。仙茅 9g，淫羊藿 10g，锁阳 9g，益智仁 9g，肉苁蓉 9g，白芍 9g，炙甘草 9g。

冉话：《内经》认为，"丈夫八岁，肾气实，发长齿更。二八肾气盛，天癸至，精气溢泻，阴阳和，故能有子"。天癸属肾，实为精，精气溢则宗筋强，精气虚则宗筋泻。此案患者性欲低，责之精亏，因精不满则不溢。治病必求于本，立补肾强精为法。患者早泄，此乃宗筋之病，当责之于肝；常法因肝肾同源、喜共补之。又言"血即精之属也，但精藏于肾，所蕴不多，而血富于冲，所至皆是"，故治当遵精血同源之意，养精兼养血，血生精自充。

冉话： 仙茅、淫羊藿、锁阳、肉苁蓉均为温肾补精之品，但稍有不同。锁阳、肉苁蓉质地肥厚，形似男阳，由洼地沙土而生，得阴之力甚厚，功偏填精；仙茅、淫羊藿则偏温命门火、助阳道，以温燥见长，合用精生而又得阳化。精以温润补之，天癸充但易涌动，故辅以益智仁——子类药善蜷缩固摄——温中有固也。白芍养肝血，敛阴化精，精血互化，还可疏肝气、泻肝火，缓宗筋之急迫，患者压力得缓，早泄可安。甘草建中，土安则痰湿减，湿减则肾气复。

学生提问： 学生于此案尚有几点疑问。①既补精血，为何不用熟地黄、何首乌、诸胶？②既然天癸不足，阴血亏耗，舌质偏红，为何仍用大量阳药？

冉话： 熟地黄、诸胶等物，善补阴血，精血互化，为养精之上品，虽可补但稍显滋腻。此案以不欲房事为主症，虽有精血不足之象，更有肾损及心，欲火不动之征，不见此人已近五八肾气衰退之数？何时闻青壮男子有不欲床帏之苦？此患阴阳均不足，需同补且有所偏重也。此案如用地、胶亦无大错，但总嫌掣肘。

患者精不足、血亦不足，舌红必现，以其冲任必不濡养。但如上所述，如但补阴，于床帏无益，虽合大义但却于病无功。此案所用之药，虽有滋润填精之功，但须更具升发之性，非尽是阴药。此案患者精血不足，心欲动而男阳不起，身欲收而心念不收，治疗上既要补养，又要发散，并兼固摄，此难治也，非药物可以全功。

冉话： 治病要抓主症，要学会如何解决患者的主要问题；五脏阴阳治法大略虽同，但细则颇多，学者亦博闻强识，不可死守一方一药。

【案二】邱某，男，57 岁，2010 年 4 月 6 日因阳痿、早泄 8 年就诊。阳痿、早泄，欲房事而不得，时有耳鸣，伴腰酸而沉重。舌淡，苔白腻，脉沉细无力。

诊断：男性性功能障碍 / 阳痿。

辨证：肾阳不足。

治法：温阳补肾。

方药：三才汤加减。红参 6g，熟地黄 15g，天冬 12g，丁香 5g，肉桂 3g，锁阳 9g，仙茅 6g。

冉话： 此案与前案同属阳事不行，均为肾虚精亏。前案不欲房事，因精血均虚，欲火不生，宜补精血；此案欲火尚存，但腰酸沉重，有寒邪困顿，故宜温阳为主。

学生提问： 前方述补精血不用熟地黄，此方为何又加之？

冉话： 此患年近六旬，精血衰退必胜于前患，以其年岁，本应守神内养，当劝其量力而为，顺其自然，然此患执意欲治，故不得已用大补精血之熟地黄养肾方能护体强身，此时虑其滋腻又能如何？天冬滋阴养肺，合金生水意；红参调中健脾、补土生精，性热可益命门火；锁阳、仙茅补益精血之用；丁香、肉桂暖肝肾，除寒湿，温宗筋。

此案病属虚证，脉沉细无力属弱脉，脉证相符尚可治，如脉呈大而弱则难治。

2010 年 5 月 11 日二诊：药后睾丸有发胀感，耳鸣减，小腹发凉，阴囊处不凉不潮。脉沉细。

二方：红参 6g，熟地黄 15g，天冬 12g，丁香 5g，肉桂 3g，锁阳 9g，仙茅

9g，淫羊藿 15g。

冉话：药后肾子发胀，是药力透达。此病需补，难以速效，加淫羊藿加强益精作用，续服。

2010 年 6 月 22 日三诊：上方服半个月后可同房，但仍欠佳。舌暗，苔薄白，脉沉细。

三方：上方加花椒 3g。

学生记：冉老师授，唐·陈希夷著《房术奇书》曰"七粒丁香八粒椒"，为房中秘药。

十、儿科疾病

1. 儿童朗格汉斯组织细胞增多症

【案一】董某，女，1 岁半，2010 年 3 月 16 日就诊。肝脾大、轻度黄疸，肺间质受累，头腹散发皮疹，进行性增多；查 S-100（＋）、Ki-67（－）、CD19（＋）、CD68（＋），现于北京某医院住院化疗，已行 5 次；化疗后吐泻，夜间哭闹，纳眠均差，大便干。

诊断：儿童朗格汉斯组织细胞增多症（勒－雪病？）/ 五迟。

辨证：禀赋不足。

治法：培护中土。

方药：桂枝汤加减。熟附子 3g，葛根 6g，桂枝 6g，白芍 6g，炙甘草 3g，鸡内金 6g，山药 9g，焦三仙（焦神曲、焦麦芽、焦山楂）各 5g。

冉话：患者年幼，几无外界因素影响，皮毛、肺、肝、脾胃多部均受影响，当属先天禀赋不足，应责之于肾。患儿皮疹、黄疸，是湿热在皮毛，肝脾肿大是湿热在肝胆，吐泻不安是湿在脾胃，诸湿肿满，皆属于脾，故先应调畅脾胃；另土为火生，故应补益肾阳。

患儿已于外院化疗，为改善其副作用就诊。患者本为肾气不足，中土衰败，放疗虽可遏制湿邪癥瘕，然亦败脾胃；中土城防坍塌，水邪泛滥故见吐泻。脾阳宜升，故此方以辛温之桂枝汤去生姜、大枣，不走外，但走里，起调和肝脾之用。葛根起阴气，可使脾精升散，可升胃阳，止呕逆吐泻，邹润安言其升而有降。附片温肾及诸阳，合山药滋润养阴，温而不燥，补而不滞；小儿脾胃虚弱，不耐食药，此案患儿更不当言。鸡内金消积化食、宽脾止泻，三仙温和健脾，焦用可消积导滞，此所谓消即为补。患儿虽有黄疸，但其症状不重，如过分清利，恐伤脾胃。

学生体会：儿童朗格汉斯组织细胞增多症，是一组原因未明的组织细胞增生性疾患，目前西医主要从肿瘤学说、免疫学说两方面对此病的发生进行阐释，治疗则以手术、化疗、激素治疗为主。此病分型有三类，从患者发病情况、临床症状上判断，应为最为严重的勒 – 雪病，预后不良。

2010 年 4 月 6 日二诊：干呕明显，每日 3 ～ 10 次不等；仍处化疗疗程中；身痒，流鼻涕，时有咳嗽，眠差、易惊醒；尿少、色黄，大便干好转。肝功能损伤严重。

二方：陈皮 6g，竹茹 3g，茯苓 10g，炒白术 6g，麦冬 10g，山慈菇 3g，鸡内金 9g，枳壳 3g，葛根 9g。

冉话：呕而无物为哕，哕逆者，橘皮竹茹汤主之，故可以此方加减。《此事难知》言："哕属少阳，无物有声，乃气病也。"橘皮疏肝健脾，竹茹清肃胆热，配合枳壳理气，肝胆通调。患者脾胃大虚，大枣、人参、甘草健脾但偏滞，故而不用；生姜散饮蠲寒，但走散中气，亦不用。茯苓、白术代之，既可健脾，又可除湿。麦冬启胃之津液，养阴而不腻。山慈菇同鸡内金均除小儿食积。葛根用药同前。

2010 年 4 月 20 日三诊：患者呕逆止，纳眠转好，全身仍散在皮疹。

三方：党参 6g，茯苓 10g，炒白术 6g，生甘草 3g，鸡内金 3g，莱菔子 6g，焦三仙（焦神曲、焦麦芽、焦山楂）各 10g。

冉话：患者呕止胃安，是中气恢复；故此时再以四君子平补脾胃；鸡内金、莱菔子、三仙化积，以消代补。四君子汤具有抗肿瘤之作用，患儿可常服。万物土中生，切忌消导太过。

2010 年 6 月 22 日四诊：患者病情复发，黄疸加重、全身黄染，伴中至大量腹水，头部皮疹；大便 3 ～ 4 次 / 日。

四方：茵陈 10g，土茯苓 10g，猪苓 6g，泽泻 9g，苍术 6g，桂枝 6g，焦神曲 10g。

冉话：诸病黄家，但利其小便。患儿肝脾肿大、肝功受损、长期黄疸，岂非黄家？患者先天不足，脾胃大虚已知，此黄疸病重，仍宜从湿热弥漫开释。故处以茵陈五苓散加减，五苓散通化阳气行水，茵陈利湿化热，土茯苓易茯苓以其善利湿热；黄病日久，当有血瘀，故入神曲化瘀，兼消食健脾。仲景疗黄疸诸方，为何选此方疗疾？因其利湿健脾、消中带补。

2010 年 6 月 29 日五诊：患儿黄疸略减。

五方：守方去土茯苓，加茯苓 10g，白茅根 30g，水煎代茶饮。

冉话：《金匮要略》有云"黄疸之病，当以十八日为期，治之十日以上瘥，反极为难治"。此案服药症减，当有转机；故仍守方治之，因湿热消退，易茯苓加强健脾之功。黄家多瘀热，易伤阴液，故以白茅根甘润养津，凉而不败胃。

学生记：此案因冉老师病重休诊而中断，但应该认识到的是，不管中西医何种治疗，此类患者预后均不佳。

【案二】张某，男，5 岁，2010 年 5 月 25 日就诊。体质差，易感冒；颈部淋巴结肿大；近 2 日咳嗽咯痰伴发热。脉浮数。

诊断：儿童朗格汉斯组织细胞增多症／虚劳。

辨证：禀赋不足。

治法：培护中土。

方药：冉氏宣清方。柴胡 10g，黄芩 6g，青蒿 10g，荆芥穗 6g，牛蒡子 6g，薄荷 6g，淡豆豉 10g，生甘草 6g，炒神曲 10g。

冉话：此患病症（儿童朗格汉斯组织细胞增多症）相对温和，病势徐缓。此次因外感就诊，但病家外感与平人外感不同，处方需考虑周全，一防引动内邪，二防伤及脾胃。患者淋巴结素来肿大，以部位而言，当以少阳论治。

此方依冉派宣法治则而成，柴胡、黄芩、甘草为小柴胡升肝达胆，使邪从少阳而出；青蒿配黄芩即蒿芩清胆汤，引邪从阴达阳；荆芥、牛蒡、薄荷、豆豉为温病发散之剂，既走气分，又走血分，双解之；甘草、神曲调中，炒神曲兼有发散之意。合而为方，专治表虚邪陷之外感。按冉派经验，小儿发热 3 日以上用此方甚佳。何故？因"伤寒三日，少阳受病"也（《诸病源候论》）。

2010 年 6 月 1 日二诊：服药 2 剂热退；现颈部淋巴结仍肿大，缓慢增大，易疲劳；纳眠差，现停西药半年。脉细。

二方：党参 10g，炒白术 10g，茯苓 10g，生甘草 6g，山慈菇 9g，昆布 10g，僵蚕 6g，莪术 6g，葛根 10g。

冉话： 四君子汤健脾化湿，为小儿圣方；葛根醒脾生津，合而培健中土。其上部淋巴结持续长大，是痰热胶结，故以化瘰疬、癥瘕诸药。此缓则治本法。

2.过敏性紫癜

【案一】高某，男，14 岁，2009 年 7 月 7 日初诊。过敏性紫癜 6 个月，尿隐血 150/μL。舌红，苔薄黄，脉沉弦。

诊断：过敏性紫癜 / 尿血。

辨证：血热妄行。

治法：凉血止血。

方药：小蓟饮子加减。小蓟 10g，生地黄 15g，白芍 10g，地骨皮 10g，白薇 10g，白茅根 15g。

冉话： 过敏性紫癜患者血溢出于皮，血溢出于肠道，血溢出于尿道，都是血热妄行之兆，其舌红亦为血热阴伤之征。

小蓟与大蓟均凉血祛瘀，不同之处在前者虽无清热解毒之能，与地黄相合却善治呕血、衄血、崩中下血，故此案用于尿血。白芍、地骨皮均取其可入血分，凉血止血。过敏性紫癜起病有细菌感染之因素，传统认为其有风热之患，故以白薇、茅根由血分清透。

2009 年 8 月 4 日二诊：患者紫癜痊愈，尿隐血降至 50μL；体壮。

二方：茯苓 20g，茜草炭 10g，阿胶 10g。

冉话： 患者紫癜已愈，热象已清，不再浮越于外；其尿血未止，是血热仍结于下焦。茜草炭化瘀止血，合茯苓利水泄热，阿胶养阴止血。

2009 年 8 月 26 日三诊：尿血反复，查隐血 150/μL，尿黄，脉弦。

三方：小蓟 10g，藕节炭 10g，生地黄 15g，茜草炭 10g，地榆炭 10g，槐角 10g，白茅根 10g，茯苓 10g，甘草 6g。

冉话： 患者下焦结热较重，故用血尿要方"小蓟饮子"治之；稍事加减，实为上方加强清热凉血通瘀之力。

2009 年 11 月 17 日四诊：尿隐血 50/μL。

四方：白茅根 100g 代茶饮。

学生体会：患者病情较轻，待急性症状控制，即以平和之味调理收功。白茅根乃冉老师习用调理血尿之良品。

【案二】朱某，男，9岁，就诊时间不详。过敏性紫癜，未见肾损害。舌红，苔薄白，脉数。

诊断：过敏性紫癜／紫癜风。

辨证：风热动血。

治法：疏风清热，凉血透营。

方药：银翘散加减。金银花9g，连翘9g，牡丹皮9g，赤芍9g，紫草9g，桔梗6g，山药9g，炒神曲9g，白茅根9g。

冉话：患者发病于皮毛，无尿血等内症，可辨为外感风热。其疹非寻常丘疹，乃血溢所成，故当责之血分。此患并非热结下焦，仅需透散即可。

方用金银花、连翘、桔梗走气分疏散风热，牡丹皮、赤芍、紫草走血分透疹外出，此叶桂透营转气之妙法；山药养气津，茅根养血阴，神曲健脾发表为佐。此类患者疗效多佳，因其热未全入血分，根基未伤。

3. 咳嗽

邵某，男，4岁，2009年6月8日初诊。近期反复感冒；现咳嗽咯痰，夜间喘息声大；晨起打喷嚏，扁桃体大，偶发热；纳可，便干，多肉食。脉沉细。

诊断：咳嗽。

辨证：痰热束肺。

治法：清化痰热。

方药：射干麻黄汤加减。射干5g，麻黄3g，紫菀10g，款冬花10g，厚朴5g，杏仁10g，生甘草5g，焦三仙（焦神曲、焦麦芽、焦山楂）各10g。

冉话：患儿反复感冒，病因外感而发；其晨起打喷嚏，是外寒在表，里阳不张，阳升之时方能借力开肺气，打喷嚏。咳喘为肺病，肺气必然失调，其扁桃体肿大，肺应有郁热。故治宜开表清里，表里双解。

射干麻黄汤原治喉中水鸡声，是水热结喉而成。此案无哮但喘，是水不重而热重，故以射干清热利咽，紫菀、款冬花化痰，而不用细辛、生姜等热药蠲饮；患者喘息，是肺气阻塞，故以厚朴、杏仁下气平喘；麻黄开表宣肺祛邪，再以甘草、焦三仙调理脾胃，因小儿病宜和脾胃中土。

学生体会： 冉老师处方，少以原方示人，知常达变，用药精准，唯以方证对应。

4.支气管哮喘

朱某，男，4岁，2009年1月6日因反复发作性喘息、气促就诊。症见：发作性喘息气促，尘螨过敏，易感冒、咳嗽；臀部有湿疹、瘙痒；大便干燥、1～2日一行。舌脉未录。

诊断：支气管哮喘／哮病。

辨证：食积化热。

治法：消食导滞。

方药：保和丸加减。莱菔子5g，陈皮5g，半夏5g，茯苓10g，胡黄连3g，焦三仙（焦神曲、焦麦芽、焦山楂）各5g。

学生体会： 哮喘难治，古即有"内不治喘"之说。隋·巢元方《诸病源候论》称本病为"呷嗽"，言其"痰气相击，随嗽动息，呼呷有声"，应治以消痰破饮之药；又言"肺病令人上气，兼胸膈喘满，气行壅滞，喘息不调，致咽喉有声，如水鸡之鸣"，说明肺气壅滞亦可导致此病发生。元代之时，朱丹溪首创哮喘病名，认为"哮喘必用薄滋味，专主于痰"，提出"未发以扶正气为主，既发以攻邪气为急"的治疗法则。后世医家在以上基础上多有发挥，张景岳更在《景岳全书·喘促》中指出："喘有夙根，遇寒即发，或遇劳即发者，亦名哮喘"，明确指出了哮喘有先天基础（多基因遗传因素），亦有后天诱发（变应原、促发因素）。

在古今众多医家中，现代经方家胡希恕先生治疗哮喘疗效显著且独树一帜，他认为哮喘应为少阳阳明合病，临床多以大柴胡汤效验。学生因此进言冉老师：既然大柴胡有如此功效，此案用之可否？

冉话： 此案患者为小儿，自幼发喘，先天不足可知；小儿因过敏诱发疾病，易感受外邪，肺卫固表、治节之功不全可知；兼有顽癣瘙痒，湿热蕴结皮肤可知；孩童大便干燥，肠腑燥结可知。此四知提示，患儿阳明确有热邪为患，金气不得肃降故发喘病。但小儿治病，当以培护中气为主，大柴胡虽可泻热逐瘀，毕竟攻伐太过，易伤及脾胃，小儿先天已不足，如后天再损，恐日后百病丛生。再者，此案患儿虽大便燥结，但1～2日仍可自解，并无阳明燥实之象。今日小儿见燥，多属食积，因时下饮食，多肥甘厚腻，加之患儿元阳不足，脾不足以运化，故燥象当以食积论处，此所谓"太阴之上，湿气治之，中见阳明"也。患儿中焦呆滞，上焦气塞，痰热结于咽喉、气道，故可发为哮病。

方选保和丸，取小儿多食积之治，方中焦三仙为消食而入，且焦三仙不若槟榔、大黄虎狼之属，性颇缓和，兼有调脾之用也。莱菔子善消肉食，主风痰喘嗽，丹溪言"莱菔子治痰，有推墙倒壁之功"，用之于有痰病宿根之哮病，甚为得宜；近代张锡纯认为，莱菔子乃化气之品，非破气之品……虽多服久服，不至伤及气分；《韩氏医通》创三子养亲汤，方中亦选莱菔子，以其不攻不破，颇利虚人故也。此案遣方，处处均在维护小儿中气落墨。方中再入半夏消痰热胶结，茯苓健脾，陈皮行脾，消积导滞，培土生金。

学生提问： 方用胡黄连，取何义？

冉话： 患儿食积日久，湿浊停滞，最易生虫，然虫病种种，非独脾胃。《诸病源候论·九虫病诸候》即言"肺虫，令人咳嗽"。患儿接触螨虫发病，以体内外两虫气味相投，肺虫出巢穴而发哮作喘；虫居隧道，甚难清除，故致病缠绵。方中胡黄连，故然取其清虚热、疳热之功，却更以其杀虫之力，仅稍用3g，以其苦寒，恐败幼儿脾胃。

学生记： 本案遣方选药颇有微妙，选录更为体现冉老师治疗小儿病"重视后天脾胃"这一根本思路。

十一、骨科疾病

1. 肋软骨炎

李某，女，61岁，2009年3月17日因左胸背部疼痛半年就诊。疼痛部位固定为左胸背部，以肋骨部疼痛为著，咳嗽、深吸气时疼痛明显，疼痛少有缓时，阴雨天疼痛明显加重。西医学认为是肋软骨炎。胃脘胀满，眠差，二便调。有高血压病史3年，否认其他慢性病病史。舌有齿痕，苔白略腻，脉沉取少力。

诊断：肋软骨炎/胸痹。

辨证：风寒血痹。

治法：疏风散寒，通阳行痹。

方药：枳实薤白桂枝汤加减。瓜蒌9g，薤白5g，枳壳10g，炙甘草5g，桂枝 10g，延胡索 10g，川楝子 10g，郁金 10g，白芍 10g。

患者药后痛止、效佳。一年后因他病复诊。

冉话：此案病位在胸，其状为痛，其点固定不移，疼痛贯穿胸背，胸痹之证明了。此案非西医之冠心病发作，但亦可名为胸痹，切不可使中西医病名对号入座，僵化而死板。胸居阳位象天，如乌云密布，阴雨连绵，必使人闷塞不通。此案患者一遇阴雨，乃阴上加阴，更损胸阳，故见疼痛明显加重。患者咳嗽，吸气时气机流动，一遇闭阻之处，气血更郁，故而作痛。

曹颖甫先生在《经方实验录》中曾提到其治胸背疼痛病案数例，患者多为长期佝偻腰背做工者，均以瓜蒌薤白诸方痊疾；因患者佝偻腰背，督脉有损，阳损阴盛，兼之民国时做工条件欠佳，做工者常于阴暗之所劳作、休息，故阴邪袭人阳位而发病。

学生体会：胸痹初可为关节、肌肉病变，但病情可逐渐加重，入里伤及心、肺，这与西医学认为的脊柱紊乱与内科疾病发生有密切联系，不谋而合。

冉话：方用枳实薤白桂枝汤去厚朴，加甘草、延胡索、川楝子、郁金、白芍。原方疗胸痹心中痞，此例病患胸痛而胃胀，正合方证。此案患者痛、痞均见，但以痛为主、以痞为辅，故治疗应着力于痹阻不通一点，注重在血分用药。《药品化义》言"枳实主中脘以治血分"，故用之，厚朴但入气分，去之。薤白通阳化浊行滞，可去胸中阴霾污垢，为主药。上焦虽为阴寒困摄，但毕竟仍有阳气通行，阳阻则易化郁热，热与寒湿相搏，化为黏痰胶结胸间，日久易发心剧痛不止之患；瓜蒌与薤白同功，均善除胸中黏滞污垢，其性偏寒凉，善除热痰，故此处用之。桂枝引药上行，通达胸阳，为佐使。再加延胡索、郁金，此皆活血理气、化瘀定痛之妙品，与诸药合用，使诸药作用点着力于血分；川楝子合延胡索名曰金铃子散，川楝子行气，延胡索活血，取气行则血行之意。芍药破血结，辅助之用。末入甘草，为缓和诸药走散，防伤人正气也。

本病虽重在血分，但不宜过多使用活血祛瘀、舒经活络之品。患者胸阳闭塞，道路不通，如大队药物摩肩擦踵，反拥塞通道。举个形象的例子帮助理解：一群人排队进电梯，要有次序地分批进入，如互不相让，反而都会被挤在门口，谁也进不去。

故此时仍以瓜蒌、薤白为主药，因其咸能软坚，可化胶痰，梳理通道；枳壳苦温，力偏横散，可开散气机，梳理通道。延胡索、郁金、川楝子均味辛从肝性，宁折不弯，故不可过用。道路一通，诸药方可达病位，疗心胸之疾。

学生体会：冉老师强调，不明四气五味，出手便错；用药必先审视其性味，方能知此物是否疗疾，是否与方相合。天下好药甚多，如囫囵吞枣，必无大效；如礼佛修道之人只知避忌荤腥，而不识如何求取真经大道，怎可称"大师"？疗疾者只有顺达病义，才能做到药到病除。故曰：方士处方，方为方也。

2. 颈椎病

李某，上案患者，1年后复诊，因"左肩疼痛、手臂麻木"于2010年4月13日就诊。左肩酸疼、活动不利，压迫局部时手臂麻木，局部无冷、热等特殊感觉；耳后疼。既往病史同前。舌淡暗，苔薄微腻，脉沉弦。

诊断：颈椎病 / 项痹。

辨证：风湿血痹。

治法：祛风胜湿，通络行痹。

方药：独活寄生汤加减。羌活10g，桑寄生10g，杜仲12g，仙茅6g，淫羊藿10g，白芍10g，炙甘草6g，桂枝10g，延胡索9g，鸡血藤15g，地龙10g，钩藤3g。

冉话：患者此次就诊，所求与上次不同。前病胸痹，是胸阳不振；现病项痹，是脉络不通。患者善病痹证，血脉不充，善受外邪明也。《素问·痹论》曰：痹在于骨则重，在于脉则血凝而不流，在于筋则屈不伸，在于肉则不仁，在于皮则寒。患者无寒热之扰，痹不在皮，其肩不沉，故非在骨；其肩痛乃血不濡养，活动不利是筋不屈伸，压迫局部而手麻是肌肉不仁。故知患者所病，乃肌肉、筋骨、血脉之病也。

肉痹何来？《素问·四时刺逆从论》认为，太阳有余，病肉痹寒中；由饮食不节、膏粱肥美伤脾所致。筋痹何来？曰：风寒湿三气杂至，合而为痹；以春遇此者为筋痹。血痹何来？《伤寒论》曰：夫尊荣人，骨弱肌肤盛，重因疲劳汗出，卧不时动摇，加被微风，遂得之。故知此案患者一因饮食伤脾，湿邪困顿为肉痹；二因外邪伤筋，此时正值春令，故随春发为筋痹；三因尊荣慵懒之人，无强身健体之习，腠理疏松，其此次发病伴耳后疼痛，此即翳风疼痛，风邪侵扰可知，风困血脉，故发为血痹。因此当以祛风除湿行血之法治之。

学生记：冉老师喜让学生先行出方，再综合分析、修改处方，此形式具有很强的带教意义。此案中，学生出二仙汤合舒经通络药物为方，因患者之前因阳气不通发为痹，故认为此次复病当有阳气不足之象，便用此法。

冉话：此案为风湿侵袭，当以祛风除湿为主，用阳也宜用温阳化湿之品。此案如用二仙汤，温性有余而散性不足，还不如用芍药甘草汤，芍、草既可活血，又可止痛，效果会更好。治风湿之法宜"治风先治血"，再加通络之药使力达病所，小活络丹用地龙通络，乳香、没药活血化瘀，为疗风湿骨痹之良药。此时如选用治疗血痹之黄芪桂枝五物汤，或治疗项背强的桂枝加葛根汤也会比单纯的二仙汤效佳，因这两方均有外散之意。

结合学生处方，处以独活寄生汤之方：羌活代独活以祛风除湿，因项背属上、腰膝属下，羌活善走上身、独活素行下部。桑寄生"得桑之余气而生，性专祛风逐湿，通调血脉"（《本经逢原》），善补肾精，精血互生，补精即为补血，血充助血行。杜仲虽与二仙同为温肾补阳之品，但其祛风湿之力甚强，善治腰膝酸痛、足跟痛不欲践地，侧重不同，故可用。再以桂枝、白芍、甘草与二仙相配，是合桂枝汤之意，调和营卫，祛风解表，风去则经络通。延胡索行气活血，功专镇痛，其力走散，通行全身，故而此患胸背痛用之，现肩背痛亦用之，如患者再有胁肋痛、腰腹痛，也可用之；延胡索走血，代小活络丹、乳香、没药。地龙穿穴建巢，善入络脉，治小儿急慢惊风，可搜剔风邪于里。再入二药入络，呼应地龙之功：以鸡血藤引药入络，因其色红入血分，兼有生新血、荣筋骨之用；当知藤类缠绕蔓延，犹如网络，纵横交错，无所不至，其形如络，故中医常用藤类药通络散结。钩藤与地龙功用甚似，通络搜风，因其质轻，可引入上身而用，因此药偏凉，故少用。最后三味通络药作用各有千秋，三药剂量合为28g，作用却会强于30g的单独一药，因三药可相互配合，产生协同作用。

学生记：此方为冉老师在学生所出方药上修改而得，起示教作用。冉老师以为，二仙虽无大功，但也无过，也可留用以配合桂枝汤。

3. 痹证

王某，女，49岁，2009年3月31日因跟腱疼痛就诊。患者30余年前出现跟腱疼痛；近两年出现腕关节肿痛、膝盖针刺样疼痛；恶风寒，痛证冬重夏轻；时有耳鸣；纳可。舌淡暗，脉沉细。

诊断：痹证。

辨证：寒湿阻络。

治法：活络通痹。

方药：桂枝加术汤加减。苍术 9g，桂枝 10g，白芍 10g，炙甘草 5g，炮姜 5g，千年健 12g，威灵仙 12g，大枣 7 枚。

冉话：痹有百种病因，但气血不通、经脉不畅为其根本原因。此案患者跟腱不适多年，是邪入里潜伏；逢其七七将近，天癸将竭，故犯其虚损。经曰：风寒湿三气杂至，合而为痹；寒气胜者为痛痹，湿气胜者谓着痹。又曰：痛者，寒气多也，有寒故痛也；着痹，湿着而不去，腰重如带。患者足痛多年，乃着而不去，岂非湿？其痛恶风寒，冬重夏轻，岂非寒？故知此案三邪侵袭，寒湿为重，经络阻滞而作痛。所幸其症未明显进展，既无顽痹之不痛不仁，亦无尪痹之肢体尪羸，当可一治。

《素问·阴阳应象大论》云："寒伤形，热伤气；气伤痛，形伤肿。"桂枝汤疏风散寒，可疗风痹，可调营卫。风邪去则热不伤气，风不攻逐，营卫和则气血通畅，邪去正复则肿痛消。患者伤寒伤湿，病位在里，故不以生姜之轻浮走散，而以炮姜温阳散寒、暖脾除湿。

痹证乃关节筋骨之湿结，非气血经络之水气，苍术苦可燥湿，兼有辛味可开表散湿，辛苦可除痞结，一物即可驱动留滞之湿，良药也。茯苓虽有利水之功，然其味甘入脾易聚湿，故其易治水而不利祛湿。此案病湿，湿邪缠绵黏滞，茯苓虽淡渗下利，但不宜本案。千年健舒经通络止痛，专入跟腱，威灵仙通行十二经，专疗骨刺，引经辅佐之用。

学生体会：查仲景疗关节疼痛三方甘草附子汤、桂枝芍药知母汤、乌头汤，均以辛药为主而绝不用茯苓、泽泻诸药，故知通痹之法仅三，即祛风、祛寒、祛湿。此案如日久不愈，入于血分，见痛肿结聚，姜黄等血分药也可灵活使用。

4. 腰背痛

李某，男，24 岁，2009 年 4 月 7 日因反复颈部、腰背部疼痛 3 年就诊。症见：颈部、腰背部酸痛，劳累后加重；近 1 个月感冒，仍余有咳嗽，说话时加重；失眠，晨起时眼疲倦难睁。苔黄腻，脉沉细。

诊断：腰背痛 / 虚损。

辨证：肾精不足。

治法：益肾养精。

方药：三才汤加减。天冬 10g，生地黄 15g，生晒参 5g，葛根 10g，炒杜仲 10g，白薇 10g，远志 10g。

学生提问：患者以酸痛为主症，督脉、膀胱经走行部位受累，论理当从痹证辨治。但此患局部无沉重、无坠胀、无恶寒、无发热、无恶风、无汗出……仅有酸软不适，不符合寒湿等邪困顿之象，那疾病又是从何而来呢？

冉话：此病劳累后加重乃是虚证，酸软为气血不荣，不可犯虚虚实实之忌，以痹证论治。盖此人痛处，自上而下，除督脉外，乃太阳经。此病乃寒水不足，不能滋养濡润所致。肾为水脏，与膀胱相表里，肾气不足，经失所养，故宜补水、引水，方可治之。患者失眠，晨起眼难睁，乃肾气不蒸，卫气不开；其感冒日久，外症已去，唯留咳嗽而说话引动，此亦肺肾气虚，肾气不纳所致。

三才补天地之阴，润全身之水，为主方：天冬，张隐庵言其"禀水精而上通于太阳"，专滋寒水；生地黄养精血、补肾阴，肾水充则寒水布；生晒参上可养肺气，中可健脾阳，下可益肾精。杜仲暖腰膝、强筋骨，可舒经活脉，与远志同用可益精强志、补益肾气。葛根、白薇引药上行：葛根起阴气，引寒水滋润经脉；白薇疗余火，有清肃咳嗽之意。

5. 腰椎病

吕某，女，38 岁，2009 年 4 月 21 日因腰部疼痛多年、加重半个月就诊。症见：腰痛汗出、恶风寒，近期腰发凉，起身时无力，劳累、天气变化上症均可加重。颈僵，偶右胁痛。舌暗、苔薄，脉沉细。

诊断：腰椎病 / 痹证。

辨证：经络痹阻。

治法：舒经活络。

方药：桂枝加附子汤加减。附子 10g，桂枝 10g，白芍 10g，炙甘草 10g，干姜 5g，大枣 12 枚。

冉话：气血不通则痛、不荣亦痛，此案寒湿阻滞气血，处方暗含四逆汤于其中，故温化寒湿用四逆、调和气血用桂枝，温化寒湿与调和气血同用，方能有效止痛。此案患者但以腰部汗出、恶风寒，也可用李东垣祛风除湿之法，投以独活、防风诸药，效亦佳。

学生体会： 痹证种种，不再赘述。冉老师每用桂枝汤治疗此类疾病，多以干姜易生姜以加强温中散寒祛湿之功效；此案更加附子温肾阳，肾阳振奋，寒邪自除。

2009 年 8 月 26 日二诊：患者腰痛、恶风，服上方后略减，劳累后仍加重，近期加重与天气变化无关。

二方：独活 10g，桑寄生 10g，狗脊 10g，续断 10g，杜仲 10g，怀牛膝 10g，白芍 10g，甘草 6g，木瓜 10g，当归 10g，川芎 6g，姜黄 4g。

冉话： 患者服药后腰痛等症稍缓解，但劳累后仍加重，此表里俱病之征。故易方以独活寄生汤加减，患者病在于腰，属下部，湿偏盛，故减去辛温上窜如细辛、秦艽、防风之属，加入培补肝肾、健骨养筋之狗脊、续断，又入下行柔筋之木瓜。痹证重点强调气血通调，加姜黄可理气化瘀止痛。

2009 年 10 月 26 日三诊：腰痛好转，仍觉冰凉，但与天气无关；纳一般，饭后胃脘胀；便干，2 ～ 3 日一行。苔薄黄。

三方：肉苁蓉 15g，当归 10g，怀牛膝 10g，泽泻 9g，白芍 10g，炙甘草 6g，续断 10g，何首乌 10g。

冉话： 患者腰痛得补则健，病情向愈；但其大便干结，乃因上方稍有温燥所致。肾司二便，故以济川煎滋水行舟；患者并非大便全然不通，故不以升麻、枳壳通阳走上，但以诸药下行润肾。另入白芍、甘草疏和血脉、养血柔筋，专疗虚痛；何首乌配续断培精血、养筋骨。

2010 年 2 月 2 日四诊：患者腰痛反复，腰腹牵连而痛，遇寒加重，劳累后仍不适，腰凉喜温。舌暗，脉沉细。

四方：附子 10g，白芍 10g，茯苓 10g，苍术 9g，桑寄生 10g，续断 10g，狗脊 10g，炙甘草 6g。

冉话： 方药变化，但总不离温化寒湿、培补肝肾之法。此次就诊，病患再因外邪侵袭而作痛，故再入附子、白术驱散风湿。方用真武之意镇水，不因其关节疼痛也，乃因腰腹受寒牵涉而痛，此水湿牵连也，用茯苓非疗痹也。用方之要，贵在加减；附、苓、术、芍加生姜可行水止泻，入人参又可作补，此处也可加入补肾之药为养。

2010 年 5 月 11 日五诊：腰痛好转，再次疼痛与天气无牵涉；右胁肋牵连腰腹部疼痛。舌淡，苔薄黄。

五方：桑寄生 10g，独活 9g，杜仲 12g，怀牛膝 9g，枸杞子 10g，续断 10g，姜黄 9g，青皮 6g。

学生体会：患者寒象一除，腰痛即与天气变化无牵涉，此一症于此案变幻多次，甚为有趣。大抵有外邪留滞之时，气候使人敏感，内伤劳损时，多不畏其无常，读者可于冉老师用药之变换中加以印证。此方又以独活寄生汤加减，但主要组以补肝肾、养筋骨之药；加入姜黄活血通气为佐使；青皮可疗胁肋疼痛，合姜黄亦可入血分行气消积。

十二、五官科疾病

虹膜睫状体炎

马某，女，12 岁，2009 年 7 月 13 日就诊。双眼红肿、疼痛，视力时好时坏；症状反复 3 年。

诊断：虹膜睫状体炎 / 瞳神紧小。

辨证：肝血不足。

治法：养血明目。

方药：定风丹加减。桑叶 10g，杜仲 10g，白芍 10g，制何首乌 10g，炒蒺藜 10g，生甘草 5g，菊花 5g，蒲黄炭 10g。

冉话：肝开窍于目，眼病先责之肝；其反复多年不愈，是偏内伤而非外感也。有论曰："精之窠为眼，骨之精为瞳子，筋之精为黑眼，血之精为络，其窠气之精为白眼，肌肉之精为约束。"患儿肾水不滋肝木，肝血不足则胆火不安，胆火郁于眼窍则眼肿。患者视力减退，是水轮受侵，此火盛则水寡也。但患者除却眼疾，未诉其他不适，故治疗当于肝经着力，而非泛补泛通也。

学生体会：瞳仁属肾，称为水轮；黑睛属肝，称为风轮；两眦血络属心，称为血轮。虹膜睫状体炎常表现为瞳孔缩小、虹膜纹理不清、睫状充血，即水轮、风轮、血轮均病，病当责肝肾、责血络。

冉话：何首乌善入肝肾补精血，白蒺藜长于疏散肝火，有通达之性，二药合用，补而不滞，谓"定风丹"，原方疗肝虚风动之证。此案用之，以何首乌不仅可补精血，且味偏涩，有收涩浮火之用；白蒺藜味苦，疏散之中又有开破之意，可通上焦郁热、破结瘀。桑叶、菊花，善疗风热，此症虽由肝肾阴虚而发，但肝郁岂不生风，阴虚岂不生热？故合用以疏肝散热。《本草经疏》云："桑叶，甘所以益血，寒所以凉血，甘寒相会，故下气而益阴，是以能主阴虚寒热及因内热出汗。"

桑叶与杜仲相配，寒热相抵，取味而不取性，合青娥丸之意以补肾。杜仲一药虽类巴戟、仙茅诸药，均可温肾，但性偏温和，《本经》言其可补中益精气、坚筋骨、强志，是发散中蕴有固意也。血分以白芍入血敛营破瘀，蒲黄炒炭力专化瘀，以久病必瘀。甘草和中，又有清火之意。

2009 年 8 月 18 日二诊：患者视力好转，但仍时好时坏；不好时眼复视、发红。

二方：守方加沙苑子 10g。

冉话：沙苑蒺藜（沙苑子）与白蒺藜，一散一补，功用相反，但均善入肝；沙苑子味甘温，可补肾固精，加之可明目。

2010 年 1 月 5 日三诊：患者视力情况反复。

三方：枸杞子 10g，菊花 6g，生地黄 15g，党参 10g，茯苓 10g，密蒙花 6g，炒蒺藜 9g，沙苑子 10g，白芍 10g，生甘草 6g，谷精草（无药未加）。

冉话：患者阴虚日久，瘀火难除，病情反复实属正常。再诊仍沿用补肝肾、散瘀火之法，留方义，改方药：生地黄合枸杞子补肾益肝，代何首乌，增强养阴之力；生地黄合茯苓、党参即琼玉膏，补而不滞，兼顾先后天；仍用双蒺藜清热益肾明目，白芍活血，甘草和中；谷精草、密蒙花清肝明目、凉血散瘀，为眼科专药，兼可引经。眼科疾病应少用辛燥之药，辛随肝性，热灼真阴，故当忌之。

2010 年 3 月 30 日四诊：患者视力情况好转，眼仍时红肿。舌暗红，苔薄黄，脉细数。

四方：枸杞子 10g，野菊花 6g，黄芩 6g，牡丹皮 10g，赤芍、白芍各 10g，生甘草 6g，白蒺藜 9g。

冉话：前方效佳，仍以枸杞子补肝肾，以小儿脾胃娇嫩，故去琼玉滋腻；眼仍红肿，是血轮未清，故予凉血散瘀之野菊花、凉肝之牡丹皮、清上焦之黄芩。诸药时有增减，但易药不易法。

2010 年 5 月 11 日五诊：患者仅余右眼轻微炎症；余无不适，纳可，二便调。

脉沉细。

五方：守方加茺蔚子 9g，密蒙花 6g，生槐米 9g。

冉话：茺蔚子活血行气，又有养血明目之功，槐米入血分清热，可治肝热目赤；患者虽有血瘀热结，但不宜以桃仁、红花破血，惧其动血妄行。密蒙花为眼科专药，故入。

十三、肿瘤疾病（含癌前病变和良性病变）

1. 纵隔肿瘤

付某，男，74 岁，2010 年 5 月 4 日因胸痛 3 个月就诊。已确诊纵隔肿瘤，并存在喉返神经受压。既往有肺气肿病史。症见：胸痛，程度日渐加重；失音 1 年；口苦纳差。舌红，苔根略黄腻。

诊断：纵隔肿瘤 / 胸痹。

辨证：瘀血阻滞。

治法：活血化瘀。

方药：失笑散加味。生蒲黄 10g，五灵脂 9g，延胡索 9g，川楝子 9g，白芍10g，炙甘草 6g，三棱 9g，莪术 9g，土鳖虫 9g，桃仁 6g，生大黄 6g。

冉话：积阳为天，积阴为地，胸居华盖之下，正是心主宫城之所在。心主血脉，不通则痛，瘀血停胸之证明也。但君火主令不主事，瘀血停留，必有少阳相火运行不专之过。故治此病，当应以舒畅少阳为先。

蒲黄、五灵脂合而谓之失笑散，《太平惠民和剂局方》以此治心腹痛欲死，此患岂非心痛欲死？其中蒲黄行血分之瘀，兼行气分，可治癥结；五灵脂温行血脉，且有辟疫、降浊之功；患者纵隔肿块，除瘀血停留，必有癥瘕也。故此方处以三棱、莪术，仍走血分攻积化聚，以肿块消退方能减轻压迫，减少疼痛。土鳖虫主血积癥瘕，此案病势已深，不行雷霆手段，恐已无挽回余地，故以虫类搜剔，除干结之瘀血顽积。配用延胡索、川楝子行气兼活血而止痛，芍药、甘草缓急止痛，以血瘀必气滞、血瘀必肝郁、血瘀必耗阴也。桃仁、大黄均可化瘀，合用土鳖虫，为仲景下瘀血汤，给邪以出路。

学生体会：此案冉老师命名为胸痹，但患者并无心悸、气短等心阳不振之征；瓜蒌、薤白诸药虽疗胸痹，但为通阳助阳而设，用于此患不对症。此患者但诉胸痛，痛无缓时，非气分病也，故以血分止痛诸要方金铃子散、三棱莪术汤、失笑散、下瘀血汤合为一方，看似杂乱，但用意一也。

2.肺癌

赵某，男，60岁，2009年10月26日初诊。因咯血发现左肺肺癌，已行化疗3个月，目前仍咯少量血丝，动则喘促。胸腔少量积液。舌暗红、苔黄腻，脉沉细、少根。

诊断：肺癌/肺岩。

辨证：虚热扰肺。

治法：清热养肺。

方药：泻白散加减。桑白皮9g，地骨皮9g，黄芩10g，土贝母9g，茯苓15g，茜草炭9g，阿胶10g，生甘草6g，仙鹤草10g。

冉话：咯血之病，多属血热妄行，如纠结于脉沉细，强行引火下行，恐反引火烧身。疗血溢，以清凉甘润之药物乃可，如因病患体质、兼病需用温燥，也要少用。

方用桑白皮、地骨皮、黄芩三药清肃肺热。土贝母善治痰毒，善消瘰疬，疗痰毒动血、痰热胶结之症，此药可抗炎、消痰瘤。茯苓健脾利水，行肺水道通调之权，用之可宁心、定喘，甚或改善胸腔积液。甘草有建中、清热之功，佐用还可使诸药药力缓和，颇宜大虚之人。茜草色红，专入血分，炒炭用药，以炭主收涩，力能止血，故用为止血专药。仙鹤草味涩，能潜伏火下行且不温不凉，兼有收涩止血之功。阿胶滋阴养血、养肺清心，气味甘平，使用方便，药食同用。

学生提问：此处患者虽有肺火伏闭，但毕竟有肺岩根居，用此养阴凑湿之品岂不更增岩块生长？

冉话：清·邹润安先生《本经疏证》解，阿胶之用属阴不亏而不化血者，不治血之化源涸也；阿胶，治有津液、有水湿不能化血之候也。此案患者虽咯血而舌不焦、肉不消，阴血尚未干涸可知；其肺岩已成，岂非水湿阻滞胸中，使血不能化焉？故此案用阿胶。

仙鹤草又名脱力草，现代研究表明其具有强心作用，可改善患者心功能，减轻其劳累气促症状。

2009年11月24日二诊：患者痰中仍带血丝，但咯血次数减少，盗汗、气短，咳轻，纳差。舌暗、胖，边有齿痕，脉沉细。

二方：桑白皮 9g，地骨皮 9g，鱼腥草 12g，紫菀 9g，茜草炭 9g，阿胶 9g，白茅根 12g，芦根 9g，枇杷叶 9g，百部 9g，茯苓 12g，焦三仙各 10g。

冉话：患者服上方后肺热得清，血不妄行，故咯血减少。血少津回，乃是佳象，说明痰毒渐化，有癥瘕松动之迹。患者气短、纳差、咳嗽，乃肺气受伤，不能充盈宗气；其盗汗，乃热伤营分，迫汗外溢。故仍当以清热化痰、护阴凉血为治法。以紫菀易黄芩，因气分热轻，转攻血分积热，其"专治血痰，为血劳圣药"（《本草从新》），故用之。鱼腥草散热毒痈肿，可治肺痈咳嗽带脓血，与土贝母功效类似，换用以加强机体反应。白茅根凉血生津，上可治肺胃出血，下可疗客热五淋，"主劳伤虚羸，补中益气"（《本经》），性味甘寒，能滋虚热而不伤人胃气。芦根性味亦甘寒，可排脓祛痰，善清肺胃之热而不凉，生津而不滋腻，虚人用之甚宜。两者性味相同，且均质轻上浮，形体中空，善理肺经，同用起生津护脏之功，恰适此肺热伤津之证。入枇杷叶、百部清热，因其均不燥烈伤阴，反有润脏之用。患者饮食不佳，以焦三仙苏醒脾胃。此三药虽无起重病沉疴之力，但于久病之人恢复脾胃生气颇有助益。三仙可代甘草补中，故去甘草。

学生体会：冉老师善用茅根、芦根，于尿血、血淋者更喜用芦根煎水代茶，临证疗效颇佳。上方用药体现老师主张：固护一分阴液，便留一分正气。记成都中医药大学傅元谋教授曾治咳嗽一案，患者屡服干姜、细辛等药，病无进退，傅老师易当归、生地黄两药，咳嗽顿减；因肺为娇脏，寒热均能伤损。

2009 年 12 月 29 日三诊：患者痰中带血进一步减少；活动过多仍气促；化疗已结束，纳差。舌光虚胖，脉沉弦。

三方：北沙参 10g，生地黄 15g，茯苓 10g，鱼腥草 15g，蛇舌草 10g，白茅根 15g，仙鹤草 10g，百部 9g，生甘草 6g，紫菀 9g。

冉话：患者服药两月，热象已轻，故去桑白皮、地骨皮。此时可借用肿瘤科习用思路，扶正祛邪，但用量均不宜过大。方入北沙参、生地黄、茯苓，取《洪氏集验方》琼玉膏之意，养阴生肌、润燥止血。此方原用人参，易沙参以增强养肺之功。南沙参、北沙参虽均养阴生津，但南者偏泻，北货偏补，故用北沙参补之。其余诸药仍行清热保津、缓消缓攻之策。

3.腮腺占位

雷某，男，84岁，2008年11月18日因新发右侧腮腺占位2个月就诊。症见：占位无疼痛、瘙痒等不适，中等硬度；兼见身痒、大便干，失眠。苔白腻，脉沉弦。

诊断：腮腺占位/癥瘕。

辨证：气滞血瘀。

治法：行气化瘀。

方药：升陷汤合大黄生地汤加味。升麻9g，柴胡6g，大黄炭6g，生地黄12g，赤芍9g，牡丹皮9g，三棱9g，牛蒡子9g，甘草6g。

冉话： 腮腺部常发疖腮之疾，此处少阳经火环绕，如与湿相裹，最易结热，发为肿胀、疼痛。温病家于此经验颇丰，多以疏风清热、宣湿开郁而见功。此患杖朝之年，精气已衰，阳气已弱，何以腮腺发肿胀之疾？虑其必有瘀火、留痰、死血胶结其中，发为肿胀。此肿非暴热闭湿，故无痛无痒，此顽疾也。患者兼有身痒、失眠、便干，知其胆火外溢：与湿结于皮肤则身痒，扰于心宫则失眠，留于大肠则伤液便干。此人阳气散乱，脉象却沉弦，脉症相反，病属难治。

《医学衷中参西录》言："柴胡为少阳之药，能引大气之陷者自左上升；升麻为阳明之药，能引大气之陷者自右上升。"两药合用，使中气、药力均往上行。此病为败血瘀滞，故以大黄炒炭去性存用，合生地黄祛瘀生新；再以赤芍、牡丹皮散血凉血，三棱活血消癥；牛蒡子善行头面，善消瘰疬，辛散透发，可散肿块之瘀火、留痰。甘草和中，缓和药力。

2008年12月2日二诊：患者出现咳嗽、无痰；皮肤瘙痒，影响睡眠；乏力。苔白，脉结代。

二方：桑白皮10g，地骨皮10g，黄芩10g，桔梗10g，生甘草5g，紫菀10g，款冬花10g，芦根10g。

冉话： 患者火溢于肺，见干咳无痰，此病情进一步加重征象。肺主气，气亡则厥逆，当以护肺保津存气为先。此方专以清肺为主，方选泻白散加减。

2008年12月9日三诊：患者咳嗽减半；皮肤仍痒；眠差，纳少，大便干；近半个月体重下降2.5kg。舌暗红、苔白腻。

三方：苍术5g，升麻10g，荷叶6g，生大黄5g，蝉蜕5g，白茅根15g，夜交藤 30g, 焦三仙各 5g。

冉话: 患者肺热见轻、咳嗽减,复又现纳差之症,体重又见明显下降。此恶病质之征象,邪火沸腾,煎灼阴液也。患者病势深重,预后不良。此时肺热已轻,易方处理湿热,方以清震汤合大黄蝉衣汤加味:苍术、荷叶开散湿邪,升麻发表透毒,引阳上行,此疗湿气组方;上药合蝉蜕可使皮毛腠理之瘀热透发。大黄生用取其泻热通腑、活血化瘀,可给邪以出路,与蝉蜕合用引瘀热下行,与清震汤合用可引透发之湿下行。茅根、夜交藤均可凉血养阴而不留邪,夜交藤更善走经络,可凉窍络之瘀火;三仙焦用化积开胃、醒脾益气。

2008 年 12 月 23 日四诊:患者腮腺肿物略有增大;皮肤瘙痒加重,夜痒甚,皮疹色暗;咳嗽反复、痰黏而少。

四方: 桑白皮 10g, 地骨皮 10g, 黄芩 10g, 紫菀 10g, 款冬花 10g, 地肤子 10g, 白鲜皮 10g, 牡丹皮 10g, 紫草 10g, 生甘草 5g。

冉话: 患者服开散之方病情反重,此属恶兆,其如湿邪能开,则瘀火可得行,津液可得复。现稍一破土动工,即引动内在瘀火,使五脏不安,故此时只得权宜之法,仍以清肺降火为法,佐以利湿之药。利湿可清皮肤之湿,不能动癥瘕之痰,其肿块难消。

2009 年 1 月 6 日五诊:患者服药后咳嗽轻、瘙痒缓解,此次就诊前瘙痒再次加重。

五方: 生地黄 15g, 生大黄 9g, 赤芍 10g, 牡丹皮 10g, 蝉蜕 5g。

学生体会: 患者虚火得清,此方改以化瘀消积之法。

2009 年 2 月 10 日六诊:患者腮腺占位缩小、质感同前;瘙痒减轻,仍咳嗽。苔腻。

六方: 牡丹皮 10g, 桃仁 10g, 夏枯草 10g, 赤芍、白芍各 10g, 生地黄 15g, 生甘草 10g。

冉话: 上方活血化瘀化癥瘕,故占位缩小、瘙痒减轻,但血瘀可除,痰湿难消,仍属难治。此方换汤不换药,以夏枯草清热散结。

2009 年 2 月 24 日七诊:患者咳嗽、身痒、占位大小等均相对稳定,病无进退。

七方: 苍术 10g, 荷叶 10g, 升麻 10g, 赤芍、白芍各 10g, 牡丹皮 10g, 土

茯苓 10g，鱼腥草 15g，浮萍 10g，马鞭草 10g，生甘草 10g。

学生体会：患者血瘀稍减，瘀热应退，再治以气血同治、湿瘀同化之法。

2009 年 3 月 10 日八诊：患者腮腺占位变小；瘙痒减轻，可忍受；仍咳嗽，服药可缓解；新发躯干部位结节；大便难。苔白腻、脉沉弦、结代。

八方：桑白皮 10g，地骨皮 10g，黄芩 10g，川贝母 10g，紫菀 10g，桔梗 10g，赤芍 10g，牡丹皮 10g，五味子 10g，生大黄 10g（后下）。

冉话：患者腮腺肿块减小，但新发躯干结节，此亡散之火四窜，与痰湿交聚，留于皮肤肌肉之间化为结节。患者阴阳俱损，阳虚痰则盛，阴虚火则旺，此以清肺热、化痰结法治之，实勉力而为。入五味子为酸软化结之用，非为酸寒养阴、酸敛固涩；生大黄非全为通腑气之用，仍有入血软坚之意。

2009 年 3 月 25 日九诊：患者瘙痒明显减轻；咳嗽加重，痰黏、难咳；体重持续下降；精神差，纳差。脉沉弦。

九方：桑白皮 10g，地骨皮 10g，黄芩 10g，紫菀 10g，款冬花 10g，川贝母 10g，百部 10g，桔梗 10g，生大黄 10g，生甘草 10g。

学生体会：患者毒热炽盛，虽用凉药护阴救肺，然仍杯水车薪。此方稍事加减，仍宗上法。

2009 年 4 月 7 日十诊：患者咳嗽大减，瘙痒复重；大便干；头晕，曾晕倒。舌偏暗，苔腻，脉滑大。

十方：桂枝 10g，白芍 10g，炙甘草 5g，附子 10g，防风 10g，三棱 10g，莪术 10g，生姜 3 片，大枣 7 枚。

冉话：患者现阶段热象不重，可施温方，予桂枝加附子汤加减调和营卫、祛风除湿散结，入三棱、莪术消癥瘕积聚。

2009 年 4 月 21 日十一诊：患者瘙痒症减；仍精神差、头晕。脉沉弦。

十一方：桃仁 5g，红花 10g，当归 10g，赤芍、白芍各 10g，川芎 5g，生地黄 15g，浮萍 10g，黄芩 10g，紫草 10g，三棱 10g，莪术 10g，生甘草 5g。

冉话：患者诸症无大进退，精神日差、头晕渐起，此阴虚阳浮之象。处方以桃红四物汤加减，活血养阴，仍入三棱、莪术之属消积；浮萍质地轻浮，入肺经，通皮肤，疏散风热；紫草除血分湿热；黄芩活血燥湿，"可下血闭"（《神农本草经》），张锡纯先生言此药活血不利胞胎，故用于此。

2009年5月19日十二诊：患者精神日衰，需人搀扶方可赴诊。咳嗽、身痒加重，头晕、血压不稳定。

十二方：桑白皮10g，地骨皮10g，黄芩10g，川贝母10g，紫菀10g，款冬花10g，桔梗10g，生甘草10g，白鲜皮10g，槐花10g。

学生体会：患者病重，此复以清肺热、固肺津、留肺气考虑。

2009年6月8日十三诊：患者咳嗽减轻，全身散在斑疹，瘙痒加重；大便干。脉沉弦。

十三方：生地黄15g，生大黄10g，赤芍10g，牡丹皮10g，红花5g，白鲜皮10g，浮萍10g，白茅根15g，土茯苓10g，马鞭草10g，生甘草5g。

学生体会：患者症状忽而偏肺、忽而偏皮，诸方变化，纯属改善症状而为，积重难返，大势难回。

2009年7月14日十四诊：患者仍发新疹、色暗；舌胖、苔白；大便一天两次。

十四方：生大黄10g，蝉蜕5g，野菊花10g，紫花地丁10g，生甘草10g，白英10g，紫草10g，徐长卿10g，神曲10g，合欢皮10g。

学生体会：方义同上方，酌加开心之物。患者新疹色暗，此非阳邪，乃浮阳、败血也；其舌胖、大便次数增多，中土败亡。

2009年7月29日十五诊：患者腮腺占位增大，脉沉弦。

十五方：桃仁10g，牡丹皮10g，升麻10g，赤芍、白芍各10g，柴胡10g，浙贝母10g，三棱5g，莪术5g。

外洗方：苍术30g，黄柏30g，蛇床子30g，白鲜皮30g，苦参30g。

学生体会：口服方用升麻、柴胡仍起升提、气血通调之意，其余诸药化瘀散结。外洗方清热燥热、透皮吸收。患者入夏以来，病情日重，当年年运司天为土，7月29日后主气亦转属土，土湿过盛可生瘤，可伤肾，可败中气，故致病重。

2009年9月8日十六诊：患者腮腺占位变大明显，身痒，心衰。舌黄腻。

十六方：升麻10g，柴胡5g，赤芍10g，白芍10g，牡丹皮10g，桃仁5g，三棱5g，莪术5g。

学生体会：方义同前。此诊后患者未再就诊，恐大限已至。

此案患者病发痰湿，内火交战，凝结全身为患。冉老师主以清热散结、活血化瘀之法，然其年高体衰，虚火亡散太甚，阴液灼伤太深，故致不治。火神派对此类患者，主张以强肾温阳以除散阴霾，如在此人阴气尚足之时或可一搏。

4. 乳腺纤维瘤

孙某，女，26岁，2009年3月10日就诊。患者体检时发现乳腺纤维瘤，单侧、多发（具体不详）；经期乳房胀痛，腹痛足凉，经期不准，LMP（末次月经）2009年2月18日。舌偏红、偏暗，平脉。

诊断：乳腺纤维瘤/乳核。

辨证：气滞血瘀。

治法：行气活血。

方药：桂枝茯苓丸加减。桂枝10g，瓜蒌10g，赤芍10g，桃仁10g，牡丹皮10g，蒲公英10g，三棱10g，莪术10g，鸡内金10g，生甘草5g。

学生提问：乳房男女皆有，奈何女子易发乳核？

冉话："冲任为气血之海，上行则为乳，下行则为经"（《外证医案汇编》），"妇人以冲任为本，若失于调理，冲任不和或风邪所客，则气壅不散，结聚乳间，或硬或肿，疼痛有核"（《圣济总录》）。女子有月事之扰，如不谨慎调摄，易伤冲任，故而致病。其中青年女子气血充盛，冲任脉旺，然每逢月事，肝与冲任血气骤亏，气郁颇盛，一遇情志、风邪所伤，血气必不能通达而作瘀，易化乳核。而老妪冲任脉衰，无动经血之虞，气机不易逆乱而壅滞，故少发。

历代医家疗此病，多从疏肝理气、清热化痰入手，如《疡科心得集》曰："治法不必治胃，但治肝而肿自消矣。"

学生提问：患者为育龄期女性，但现未孕；其脉平，身体无大碍。桂枝茯苓丸消癥瘕积聚，岂不伤人正气？

冉话：有故则无殒。此人经期乳痛，有乳核生成，药力疗积聚而不伤人也。此方桂枝辛温疏散，可通胸中阳气；赤芍、桃仁、牡丹皮活血化瘀、疏通血脉；瓜蒌易茯苓引药入于胸府两乳，兼消结肿，"盖以瓜蒌、半夏专治胸中积痰，痰去肿尤易消也"（《疡医大全》）；三棱、莪术活血消癥；宗张锡纯先生意，辅鸡内金消癥瘕积聚（《医学衷中参西录》曰："鸡内金，鸡之脾胃也……善化瘀积……不但能消脾胃之积，无论脏腑何处有积，鸡内金皆能消之，是以男子疝癖、女子癥瘕，久久服之，皆能治愈。"）；蒲公英可催乳、消乳痈，并为引经之用。

2009年4月7日二诊：经时腰腹痛大减，乳房仍胀痛；月经推后，LMP2009

年 3 月 23 日。舌偏红，脉偏弦。

二方：柴胡 10g，白芍 10g，枳壳 10g，炙甘草 5g，三棱 5g，莪术 5g，山甲珠 10g，路路通 5g，青皮 5g。（此方非经期时服用）

当归 10g，白芍 10g，川芎 5g，怀牛膝 10g，益母草 10g，炮姜 5g，泽兰 10g。（此方月经期服用）

学生体会：女子以肝为本，故平日以疏肝理气为主，经期再因势利导、活血化瘀。青皮入肝经，疏肝气，破肝郁，为乳胀而设。

2009 年 5 月 12 日三诊：月经通畅，无不适；LMP2009 年 4 月 23 日。

三方：柴胡 10g，白芍 10g，枳壳 10g，炙甘草 5g，三棱 10g，莪术 10g，山甲珠 10g，路路通 5g，青皮 5g，泽泻 10g。

冉话：泽泻通利如牛膝，有引药下行、辅助活血消瘀之功。

2009 年 6 月 23 日四诊：患者新发一个乳腺纤维瘤。

四方：当归 10g，茯苓 10g，白芍 10g，白术 10g，柴胡 5g，蒲公英 10g，茺蔚子 10g，王不留行 10g。

学生体会：方为逍遥散加减，予蒲公英、王不留行专入乳房通络散瘀。

2009 年 8 月 11 日五诊：患者双乳时痛，有针扎感；经前乳胀。脉沉细，舌偏红。

五方：银柴胡 6g，枳壳 6g，生甘草 6g，赤芍、白芍各 6g，蒲公英 9g，山慈菇 6g，夏枯草 6g，僵蚕 9g，天花粉 9g，醋山甲 9g，王不留行 9g。

冉话：患者服上方，乳房稍有疼痛，此气血活动之象，应属佳象；其舌红，宜避免损伤阴液。此方以四逆散加减，减少了逍遥散中利水伤阴之物，再入软坚消瘤诸药以佐。王不留行疏泄力大，善通经脉，《本草纲目》云其"能走血分，乃阳明冲任之药"，故用之。

学生体会：乳核一证，针灸效果颇佳，因其可直达病所，通泻经脉。此证因冲任不利，肝气郁结而成，宜泻不宜补。冉老师以活血消癥、理气通络化聚之法治疗，为我们提供了临床思路。学生认为，乳房属阳明，脾、胃两经循行于腺瘤常发之乳房外象限，故治法可考虑化痰消凝，瓜蒌、王不留行等药物亦可贯穿始终。

5. 乙状结肠管状腺瘤

王某，女，65 岁，2008 年 11 月 18 日就诊。患者反复发作腹痛，入夜明显，平均数日发作一次，严重时一天发作数次，满腹有发热感；面黄，眠差。舌暗。糖尿病病史 14 年。曾先后 3 次行肠息肉手术，活检示"乙状结肠管状腺瘤"。

诊断：乙状结肠管状腺瘤 / 腹痛。

辨证：寒凝血瘀。

治法：散寒行血。

方药：真武汤加减。熟附子 9g，干姜 6g，炙甘草 6g，白芍 12g，莪术 6g。

冉话： 患者反复腹痛，有较固定规律，肠腑中当有痰湿凝滞。患者满腹发热，为痰湿阻相火通道，郁火散布肠道而作热；其舌暗、反复生长息肉，局部当有瘀血未化、新血不生，故而反复发疾。

方选真武汤温阳化湿，莪术入脾胃经，兼可消食消积，可代白术；干姜易生姜，因其走里不走外。

2008 年 12 月 2 日二诊：服药后腹痛仅 2 次，每次持续 1 ～ 2 小时，时间较前变短，程度大致相同；腹略胀，便欠成形。脉沉弦搏指。

二方：守方加生薏苡仁 30g，冬瓜子 9g，白芷 9g。

冉话： 薏苡仁、冬瓜子善入阳明化痰排脓，白芷除具排脓功效外，还兼香窜定痛之用。

2008 年 12 月 16 日三诊：腹部发热感向下移行，频率转频繁，程度无变化；大便少、不畅，便不黏。

三方：生薏苡仁 30g，熟附子 10g，败酱草 10g，冬瓜子 10g，莪术 10g，益母草 10g。

冉话： 薏苡附子败酱散除肠腑腐败湿浊。附子助阳化湿，非除寒，用量不宜大。薏苡仁、冬瓜子化脓；败酱"治毒风顽痹，主破多年瘀血，能化脓为水"(《药性论》)，可化肠痈，可除湿热；莪术、益母草化瘀消癥。

2008 年 12 月 29 日四诊：未诉腹痛；服药后下腹部发热时间缩短，现每天发作一次。

四方：银柴胡 10g，白芍 10g，枳壳 10g，炙甘草 5g，瓜蒌 10g，青蒿 10g，黄芩 10g，法半夏 10g，青皮 5g，橘叶 5g。

冉话：患者腹痛止、腹热减，湿热已退。腹部发热乃当初湿邪包裹，下陷之热，现湿邪除，热邪无去路，仍稽留腹部而作患。故以四逆散舒达肝胆，并以青蒿引下陷之热外出，银柴胡易柴胡为疗阴虚气滞之习用法。青皮、橘叶善疗乳胀，亦可行肝气。

2009 年 1 月 20 日五诊：患者服药后腹部发热时间变短、程度减轻，每日下午三四点发作一次；面色好转。脉沉。

五方：银柴胡 10g，枳实 5g，白芍 10g，生甘草 5g，地骨皮 10g，白薇 10g，栀子 5g，豆豉 10g。

学生体会：老师仍取透达之法，稍佐清热之药。

2009 年 3 月 2 日六诊：患者小腹发热感每 1 ～ 2 天发作一次，每次持续 1 ～ 2 小时，时间缩短；偶发作腹痛；大便难。苔薄白，脉沉。

六方：银柴胡 10g，枳壳 10g，白芍 10g，炙甘草 5g，栀子 10g，豆豉 10g，青蒿 10g，白薇 10g，知母 10g，黄柏 10g，焦三仙各 5g。

冉话：患者腹热为相火稽留于太阴，知母、黄柏可清相火，此从治之法。焦三仙消导饮食，健脾开胃。

2009 年 3 月 31 日七诊：患者药后大便稀，腹热感减；纳可，眠差。脉沉细。

七方：银柴胡 10g，白芍 10g，枳壳 10g，炙甘草 5g，栀子 10g，豆豉 10g，茯苓 10g，茵陈 10g，白薇 10g，秦艽 10g。

冉话：大略不变，仍以四逆散、栀子豉汤宣散郁热；加茵陈、秦艽均从少阳湿热入手，使邪从里达表也。

2009 年 4 月 28 日八诊：患者服药后易吐；仍小腹热，时间较前缩短，程度同前，由下午发作变为上午发作。

八方：党参 10g，生地黄 15g，茯苓 10g，青蒿 5g，白薇 10g，地骨皮 10g，半夏 10g，生薏苡仁 15g。

冉话：患者吐后伤阴，予琼玉膏补养；用青蒿、白薇、地骨皮取青蒿鳖甲汤从阴引阳之意，半夏化痰止呕，薏苡仁健脾排脓。

2009 年 7 月 29 日九诊：患者小腹热感近 1 个月未发；服上方后仍反复呕吐，但坚持服药；腹部偶有窜痛；大便次数多，每次量少。脉沉弦。

九方：柴胡 10g，黄芩 10g，半夏 10g，生甘草 5g，枳实 5g，瓜蒌 10g，生姜 3 片，大枣 10 枚。

冉话：患者服透热之药后虚热从阴达阳，郁于少阳，故患者频繁作呕。方以小柴胡和解少阳，当尽剂而愈。

学生体会：此案治疗有头有尾，体现冉老师诊病良好的大局观。患者有湿热停腹，予利湿清热之药毫不手软，然湿热一清，立予透热之剂，使邪由里达外而出。治病者，当如冉老师识时达变，认清局部与整体的关系，方能从愈症走到愈病。

十四、杂病

1. 舌体溃疡

范某，男，29 岁，2009 年 5 月 19 日因反复舌体溃疡半年就诊。溃疡发作频率高，常连续发作，严重时舌体发硬、胀满不舒，可因过食辛辣、咸味诱发。目前舌边、舌根、唇内均有溃疡；进食后食道有噎塞感，无腹胀；纳佳眠可。曾有饮酒史，因溃疡病已戒；就诊前两日发痔疮、便血。舌红，脉细。

诊断：口疮。

辨证：心火上炎。

治法：凉血清心。

方药：大黄生地汤化裁。紫草 10g，黄连 10g，生地黄 15g，生大黄 5g，莲子心 5g，生地榆 15g，槐角 10g。

水煎，日三服，10 剂。

另嘱以柠檬去皮、挤汁、拌糖，开水冲饮。

冉话：患者提供的就诊信息对我们进行治疗方案的选定有启发的作用。口疮，医者多半习用清热降火或清利湿热或温潜相火，患者多番求医不效，我们不妨换条路走。口为脾之窍，舌为心之苗，清热利湿大略正确，但前医用药多着力于气分，此案患者食道噎塞，饮酒多年，兼患痔疮，是湿热瘀滞于血分也。故而开方也以清心、养阴、荡腑多法互参，但药力当专于血，故方选大黄生地汤。此方出自《千金翼方》，原文称其为"吐血百治不瘥，疗十十瘥，神验不传方"；此方药仅生地黄、大黄二味，但却立意精深。生地黄逐血痹，凡血分、阴分不足而成瘀热表现于外者，均可治之；大黄凉血祛瘀，推陈致新，一可疗血闭，二可除留饮宿食，此均圣人圣语，非妄言也。

学生体会：《本草考汇》言"痹者，闭而不通也，随其血之不通而为病，如在目则赤，在齿则痛，在肉里则痛肿，在心则昏烦，在肺则咳血，壅遏而为身热，枯耗而为燥涩痿软，泛滥而为吐衄崩漏"，结合分析，当知生地黄所治血痹并不只是痛证。

学生提问：此方主治血证，用于此案岂不大材小用、杀鸡用牛刀？

冉话：溃疡虽为皮肤、黏膜表面组织的局限性缺损、溃烂，但其可深入组织，伤及血脉而为血证，胃溃疡出血岂不是血证？故地黄与大黄合用，凉血热、清血瘀、通脏腑、安肠胃，地黄得大黄，则凉血而不滋腻，兼能养阴护阴，大黄得地黄，则走泄而不必有伤阴之虑。故此方用于血证适宜，用于溃疡病也佳！现将领已出，再入紫草、黄连以为先锋，两药苦寒，均行上焦，一善清斑疹、胎毒、疥癣走血分，一入湿热肠痢走气分，辅助之。再配以莲子心，因其含有铁、锰、铜等多种微量元素，可促进溃疡的康复；此物为莲子中嫩芽，正如舌为心之苗，清心除烦、以心合心，此中医取类比象用药之法。末入槐角、地榆以为引导，此二物清热凉血，均为治痔之要药，痔为湿热入血之患，舌疮亦为湿热入血之患，故槐、榆二味可引药入于病所，起引经之用。诸药之中，苦药甚多，不只为清热除湿，尚有坚阴之功，此人火溢于上，阴损于下，甚相合也。另嘱多饮柠檬果汁，有和胃下食、补充维生素、促进溃疡康复、宽慰心神之用。食疗治疗轻症，患者接受度高；患者服后心情舒畅，有利于病情康复。

学生体会：冉老师治病效佳，在于其思路开阔，善于发现他人未查之道，故可疗怪病、难病。

2009 年 6 月 8 日二诊：溃疡减，肿痛轻；舌根仍有溃疡，又食辛辣后痛重；进食后噎塞感减轻；便血止。

二方：生地黄 15g，生大黄 5g，莲子心 5g，槐米 10g，马齿苋 10g，败酱草 10g，天花粉 10g，生甘草 5g。

冉话：患者服药后噎塞减轻，是脾胃瘀滞已开；便血止是血热得凉。故此方仅稍事加减：槐米代槐角、地榆之用，马齿苋、败酱草替紫草、黄连之功；因脾胃已清，而不畏其甘草甘缓，以其建中防虚火。天花粉一般用于生津止渴、降火润燥，但《日华子本草》言其可"排脓，消肿毒，生肌长肉，消扑损瘀血"，是治疗口腔溃疡的要药，故此方用之。

学生体会：笔者曾经运用天花粉治疗口腔溃疡数例，确有良效；同样的方剂，加或不加天花粉效果迥然，读者可进一步实践研究。方药对症，患者溃疡减而肿痛消；但其饮食不忌，疼痛再起，此医者疗病而不能疗心。《素问》谈修真、修至、修圣、修贤，现代人迷乱于饕餮，起居不慎，精神不守，能求于贤者有几人，更何谈提契天地之真人大道了。

2. 水肿

叶某，男，50岁，2010年1月26日因双下肢水肿4个月就诊。双足肿，一粗一细（左右不详），晨起水肿轻。高血压病史5年，血压控制欠稳定，曾反复更换西药，目前口服非洛地平缓释片，血压维持在（140～150）/（95～100）mmHg。无耳鸣、手足心热，无头项强。喜食肉，眠差，二便调。血脂高，有痛风病史、糖尿病家族史。

诊断：水肿。

辨证：寒湿下注，气机不化。

治法：通阳利水。

方药：五苓散加减。防己9g，茯苓15g，莱菔子10g，莲子心3g，木瓜9g，豨莶草10g，猪苓9g，泽泻9g。

学生分析：此案例无确诊的西医病名，从症状分析、诊断有多种可能。①药物性水肿：患者口服CCB类（钙离子拮抗剂类）降压药物，此类药物最常见的副作用即双下肢水肿。②下肢静脉功能不全：患者年五十，六八已过，阳气衰竭，血管病变出现概率亦高，如其从事长期站立的工作，更易发病。③肾脏病：主要见于各型肾炎和肾病，发病机制主要是多种因素引起肾排泄水钠减少，导致钠水潴留，细胞外液增多，毛细血管静水压升高，引起水肿。④甲状腺功能减低：由于组织液中蛋白含量过高引起。⑤心源性水肿：主要是右心衰竭的表现，发病机制为有效循环血量减少，肾血流量减少，继发性醛固酮增多引起钠水潴留及静脉淤血，毛细血管滤过压降低，组织液回吸收减少所致。引起水肿的原因还有很多，此处不一一列举。

以中医角度思考：①患者服降压药水肿，是使经络之水不上犯心胸，降而溢于皮肤腠理，故血压降而足肿，因水为阴水，故足肿而头面不肿。②静脉病变者久立伤骨，加之六八之人阳虚衰竭，肾气亏虚而不治水，水溢血脉为瘀阻，故见静脉曲张，水溢肌表则为水肿也。③赵绍琴先生认为：西医之肾脏病多为湿热阻滞肾气而成，湿为土淫，土克水，故肾常受湿邪而气机受阻，津液布散不利而病肿，故肾病肿亦为水也。④甲状腺功能减退者多恶寒、少力，嗜卧而昏顿，行动力明显下降，此一派阳气不足之兆；阳气不足则阴霾生，发于肌表则为肿，不避上下。⑤右心衰竭多由肺病所致，肺气郁闭，水道通调不利，水湿当下而不下，郁于肌表故可为肿。故知肢肿必由水而起也。水肿之病，宜分表里，肿于上者发其汗，肿于下者利其尿；另太阳、少阴均主水，方药当于此中参详。

冉话：此案患者高血压、高脂血症、痛风病史多年，有糖尿病家族史，肾病先兆已现，湿邪征象明显；其无耳鸣、手足心热，阴虚症状不明显。故此病宜从湿从水从阳论治。患者双足一粗一细，肿不平均，应是水液分布失司之过，先宜责之阳阻，后谴其气不足。治以通阳利水之法，处方首选五苓散。

学生体会：五苓散一方冉老师用作降压、减肥之用，佐以他药，效果颇佳。

冉话：五苓散一治太阳经腑气机不利之小便不利、消渴，二治太阳水气过盛引起的水逆证。此案患者无水逆，无小便不利、消渴，故去引药入卫阳之桂枝，免诸药走表，但用利水渗湿之猪苓、茯苓、泽泻走腠理之水气，猪苓走肾、茯苓走脾、泽泻走肺，三司水之脏均能疗治，肿胀必消。去白术加豨莶草，因白术力偏于补，豨莶草利湿通络，性善下行，可引诸水从小便而出；另外豨莶草可降血脂、降血液黏稠度，用于此患者更加适宜。木瓜一味，酸中带有温性，能收能和，善调肝脾气机，可"止吐泻、奔豚及脚气水肿"（《日华子本草》）。莱菔子、莲子心，消食清心安眠。

学生提问：己为土，土为湿，防己即为防湿。现在处方中泻湿已有茯苓、猪苓、泽泻，三脏之水均去，为何还需防己？

冉话：东垣老人论曰，通草、防己通可去滞，防己大苦寒，能泄血中湿热，通其滞塞……十二经有湿热壅塞不通及下注脚气，除膀胱积热，非此药不可，真行经之仙药，无可代之者。防己专为行血分湿而设，与二苓、泽泻相配，可使气血水湿均去；此药有贯通之性，可代桂枝通行之意，只不过一行太阳、一行血分也。

3. 术后发热

王某，女，57岁，2008年12月23日因恶寒发热就诊。患者因下肢慢性溃疡于北京某医院外科行大隐静脉结扎术，术后溃疡好转，但出现恶寒发热。近日每天发热 3 次，时间不定，体温一般为 38～40℃，查白细胞总数偏高；发热时恶寒、寒战，头顶有发麻感、乏力、手抖，可自行出汗而解；未发热时仍汗多，虚弱乏力；胸闷、干咳、咽痒；4 年前曾行手术，亦出现发热；便不畅。舌略暗红，苔薄少。曾服升降散、银翘散无效。

诊断：发热。

辨证：虚劳发热。

治法：养阴清热。

方药：当归六黄汤加减。生黄芪 15g，当归 10g，生地黄、熟地黄各 15g，黄芩 10g，黄连 10g，黄柏 10g。

冉话：患者有溃疡之疾，即有毒热之患，发于外则溃，发于里则热。正治法应以养血清热、托毒外出为宜，其反行结扎静脉手术，岂非闭门留寇？此本在外之热，郁迫不出，冲击卫表，卫气受伤则恶寒、汗出不止；卫气与热毒相搏则发热；热灼阴伤则乏力，阴虚风动则手抖，热壅娇脏则胸闷痒咳。此劳伤之人易病之候，非寻常外感也。患者 4 年前术后亦有发热出现，更明其虚热之盛也。

学生提问：此患恶寒发热，且温度达中高热，咽痛咳嗽，汗出而解，岂不应以风寒、风温治之？

冉话：此患发热无寻常规律，其节律符合太阳病欲解时还是风温病欲解时？都不是！此人乃表邪内陷，表里虚实夹杂之证也，外邪引动内火，热盛亦厥，可见麻木、虚乏；患者大量汗出，亡阴亡阳，不宜发汗。患者服升降散、银翘散无效，说明其非肺胃实热，但清无用，需和之、透之为上。

当归六黄汤出自东垣《兰室秘藏》，为疗舌红脉数、阴虚盗汗之方。众人多谓此方养阴清热固表，但多不能全解黄芪之妙用。难道东垣一代脾胃名家，只识用黄芪固表止汗？此药陈修园解之最妙："阴虚火扰之汗，得当归、熟地黄、生地黄之滋阴，又得黄芩、黄连之泻火，治汗之本也……尤妙在大苦大寒队中倍加黄芪，俾黄芪领苦寒之性尽达于表，以坚汗孔，不使留中而为害。"唐容川亦言："修园此论皆是……此方大治内热，岂寒凉之药能尽走皮肤，而不留中者？况黄芪是由中以托外之物，非若麻黄直透皮毛，而不留中也。"故此方一用苦寒去热毒、坚阴，二用滋阴守中、益水熄火，三用黄芪达表，使邪不郁里作害也。

4. 慢性骨盆疼痛综合征

胡某，男，48 岁，2010 年 1 月 5 日因双髋部、大腿肌肉酸痛就诊。症见：双髋部及大腿外侧肌群酸软疼痛，会阴部胀满；右胁肋胀，乏力、汗多；情绪抑郁，纳差，梦频。舌暗，脉沉涩。

诊断：慢性骨盆疼痛综合征 / 痛证。

辨证：气血瘀阻。

治法：行气活血。

方药：桃红四物汤加减。桃仁 9g，红花 9g，当归 10g，生地黄 15g，川芎 6g，柴胡 10g，枳实 10g，桔梗 9g，怀牛膝 9g，赤芍、白芍各 10g。

冉话：详析此案，患者情绪抑郁，右胁作胀，肝郁也；会阴胀满，乏力汗多，气机不畅也；纳差，脾虚也；梦多，胆扰也。综合看来，患者乃一派肝气郁滞之象。再析主症：双髋、足外侧为足阳明胃经循行，足阳明 "是主血所生病者，狂疟温淫，汗出，鼽衄……膝膑肿痛，循膺乳、气冲、股、伏兔、骭外廉、足跗上皆痛，中趾不用"。故知患者髋痛乃阳明气血不畅所致。综合考虑，此案应调和肝胃，养血活血。

方用桃仁、红花一化固定之瘀，一化走散之瘀，合而则可化全身瘀血，两药合四物汤为养血活血第一方。四逆散调和肝胃，疏肝解郁；牛膝引药下行。桔梗，古方有趁痛散疗跌打损伤，使其入药，用其行气化瘀之力，《本经》言其 "主胸胁痛如刀刺，腹满，肠鸣幽幽，惊恐悸气"，为上中下三部同治之药。如只识张元素载药上行、舟楫药剂之说，不细加考证，临案探寻，不知埋没多少良药。

学生体会：诊病时如能中西医结合，参考西医学分析的起病原由，择证酌方时或可少走些弯路。例如此案若按痹证论治，恐怕很难跳脱出湿邪阻滞的思维，但如能结合慢性骨盆疼痛综合征与慢性前列腺炎之间的关系，就不难想到活血化瘀这一路数。冉老师诊察时并不识此病，但处方时不入痹证窠臼，体现了他深厚的中医功底及诊断之功力。

5. 舌痛

周某，男，59 岁，2008 年 11 月 11 日因反复舌痒痛 1 年就诊。症见：舌痒痛，舌边、舌根部为甚，早晚明显；夜尿 2 次，前列腺病史多年；大便干，3 ～ 5 天一行。舌红，苔薄白，脉弦数。

诊断：舌痛。

辨证：阴虚火旺。

治法：滋阴降火，益肾缓急。

方药：六味地黄丸加减。生地黄 10g，山药 10g，茯苓 10g，泽泻 10g，山茱萸 10g，牡丹皮 10g，黄芩 10g，白芍 9g，莲子心 5g。

冉话： 心开窍于舌，"诸痛痒疮，皆属于心"，此案舌痛当责之于心。患者花甲之年，肾气必虚，其尿频为兆；其舌边属胆，舌根属肾，肾水不足，难以封藏相火，相火寻经上扰于心，故见心窍不利作痛。患者大便干燥、多日一行，察其舌红、脉弦数，亦属肾水不足，虚火灼阴。

归芍地黄丸、耳聋左慈丸、六味地黄丸，诸方均来源于金匮肾气丸。肾气丸偏于从阴引阳，归芍地黄丸偏于养血和营，耳聋左慈丸偏于吸敛浮火，六味地黄丸平补平泻。此案用方：山药质地滋润，可养三部阴液，生地黄养阴清火，山茱萸酸味极重，敛火力大而不敛邪，可固摄亡散之气津，三补可收敛相火，自上而下。相火不位，肺脾肾水液通调不利。泽泻与兑泽、肺金相对应，疏泄上焦，可通肺金不布之湿，兼有利热之功；牡丹皮可疗痈疮，治惊痫，除癥瘕瘀血在肠胃，乃化血分瘀滞之功，此处用之，因火旺伤心、血瘀精水不能互化也；茯苓利水制肾，凡脚气上攻或肾气不化所生水湿可用，无水不宜。三药合用，亦自上而下，疏导通利，予相火下降之通路。入黄芩、白芍，因此二药善入血脉，可清热活血，辅佐疗痛；用莲子心，以心达心，水火既济，引心窍之火下移也。此案火偏上，故用莲子，如火偏下者可用知母。

学生体会： 此六味解法与教科书稍有不同，读者可参考。

6. 更年期综合征?

谷某，女，50 岁，2009 年 6 月 2 日就诊。症见：心烦、心悸，潮热；大便不成形，舌质不红。

诊断：更年期综合征？/ 虚劳。

辨证：阴虚火旺。

治法：滋阴降火。

方药：百合地黄汤加减。生地黄 10g，百合 10g，白芍 10g，银柴胡 10g，知母 10g，黄柏 10g。

冉话： 女子七七天癸竭，此后全赖后天滋养。此患症见烦热不安，乃阴虚火旺之象。其舌不红，可知阴虚不剧；其大便不成形，乃火虚土衰而致。当治以滋阴降火之法。

患者相火未出现大的逆动，六味地黄丸着重补敛，于此案略显赘余；仅以生地黄养阴精，百合稍清相火，略滋肺阴，白芍稍和血脉即可成方；入银柴胡舒达相火，使不瘀滞，兼有养阴养血之功。知母、黄柏苦寒坚阴，可固相火，火藏则脾胃自安，不必专用白术等药燥湿，反伤阴液也。

2009 年 7 月 21 日二诊：患者服药后大便成形；心烦稍好转；乏力，失眠、易醒，睡眠佳则精神可，现口服艾司唑仑、谷维素助眠。脉细弦。

二方：炒酸枣仁 10g，茯苓 10g，知母 10g，川芎 4g，丹参 10g，远志 10g，夜交藤 15g，珍珠母 30g。

冉话： 患者服上方肾阴得补，肾火得藏，故大便正常。其仍心烦、失眠，以养血安神之法，方用酸枣仁汤。酸枣仁专养心血，知母清火坚阴而偏润，茯苓安神，除停水留湿，可引心火下行；川芎通行血脉，上达脑府，血行则心脑有所养，患者心烦有热，故用量不宜过大；另辅以丹参、远志、夜交藤、珍珠母为加强镇静安神之用。

学生提问： 患者天癸竭，阴虚应更明显，为何不坚持养阴之方，而改用养血安神之法？

冉话： 患者眠安后则神安，此阴可自复之征，需知精血互化，养血亦同补阴；患者虚火不旺，不必强敛，如久服阴药致脾胃受损则得不偿失。

7. 癔症

贾某，女，26 岁，2008 年 10 月 28 日因反复发作性身痛、头痛 10 年就诊。症见：发作性疼痛。全身肌肉自里而外作痛，头痛以颠顶、眉间、太阳穴处明显；上症发作时眼球活动不利、视野缺失，持续数分钟后可自行缓解。10 年前曾就诊于北京某医院，诊断为癔症。现兼见：肚脐上下胀满，大便不畅、黏滞不成形，便时腹痛；眠差，记忆力差；面青，时有手抖。脉细涩。

诊断：癔症 / 癫证。

辨证：肝失疏泄，脾胃失和。

治法：疏肝和脾。

方药：四逆散加减。柴胡 6g，枳壳 6g，白芍 9g，炙甘草 3g，茯苓 9g，玫瑰花 3g，绿萼梅 3g，厚朴花 3g。

冉话：患者主诉颇多，纷繁复杂，但细细分析可以看出，患者颠顶疼痛、手抖、眼呆眼盲、面目青紫均为厥阴病变，身痛、腹胀、便稀为肝郁脾虚，诊治反复阵发，符合风邪内动，发作无常之特点。

患者病久体虚，精神紧张，当以疏肝解郁、安定心神为法。方选四逆散加减，用量须轻，这样药味可走气不走味，疏肝而不动血；入茯苓宁神，诸花疏肝解郁而不猛烈迅利，兼能宁心安神。

学生体会：患者曾于其他医生处就诊，处方为柴胡、枳壳、厚朴、槟榔、莱菔子、香附、法半夏、瓜蒌、黄连、吴茱萸、白芍、甘草、细辛、川椒、当归、益母草。患者服药后，自诉气有下坠之感，遂未再服。结合冉老师方药分析，上方虽也以疏肝为法，但用辛窜暴烈之物，如槟榔、吴茱萸，用下气耗气之物，如厚朴、瓜蒌，病家气薄血弱，药力猛烈不能受，致宗气受损，故见气坠感。冉老师用药轻灵，以花入药轻松撩拨，有宽慰患者心神之意。

此案颇有玩味，其头痛颠顶属阴（厥阴），眉间、太阳穴属阳，阴阳皆病？其发病时肌肉疼痛，属虚属实？发作时眼球活动不利，属湿属瘀？患者发作性起病，平静时又恢复如常，外邪、里虚似乎均不能全面地解释上症。如属外邪，怎能说走就走，不留一丝痕迹？如属虚证，难道仅虚那一时三刻？笔者认为，如按古时疗鬼魅精魅之法治之，或建功效。

患者为青年女性，全身疼痛、眼部症状发作性出现，北京某医院考虑为癔症，因病案收录原因、其检查资料不详，不知是否已完全排除癫痫等疾病的可能。

8. 脏躁

徐某，女，55 岁，2009 年 7 月 7 日就诊。症见：双侧耳鸣，心悸烦躁，头晕欲吐，恐惧不安，眠差，夜间汗多；大便稀溏。

诊断：脏躁。

辨证：心气不足。

治法：补养心气。

方药：甘麦大枣汤加减。浮小麦 30g，大枣 7 枚，炙甘草 10g，黄芩 10g，磁石 30g。

冉话:《金匮要略》云"妇人脏躁，喜悲伤欲哭，象如神灵所作，数欠伸，甘麦大枣汤主之"。此案非脏躁表现，为何处甘麦大枣汤？因此三物均甘缓之品，可缓急，可防火，患者耳鸣为火冲肾窍、心悸烦躁为火冲心胸、头晕为火冲脑府、呕吐为火犯胃脘，故用此方，为标而设；加黄芩、磁石可收敛相火，专治耳鸣。患者恐惧不安、夜汗多为肾亏不藏；肾不藏火则脾胃不健，故大便稀溏，后续调以补肾之药。

2009 年 7 月 21 日二诊：患者仍易悲伤，耳鸣、心悸、头晕、恐惧等症均减；眠差。脉细弦。

二方：守方加生地黄 15g，百合 10g，知母 10g。

学生体会:三药养阴清热、收浮火。

2009 年 8 月 4 日三诊：患者耳鸣减轻，心悸减轻、偶发；怕冷、腰酸，手足麻。

三方：守方加牡丹皮 10g，地骨皮 10g。

学生体会:加牡丹皮、地骨皮清火通血脉、荣全身。

甘麦大枣汤药味平淡无奇，然屡奏奇效，有疗精神病者，有疗癫痫者，细究其原因，皆因脏躁本病为中土虚乏、相傅失司，最终导致心神无辅，慌乱不定；其"象如神灵所作"，故知其实非神灵侵犯而发，为内伤而非鬼病也。故治病求本，以补养中土、润燥生津即可见效。如从心血不荣、心气不足而论，何以不用麦冬、酸枣仁养血，何以不用桂枝、生姜达阳？

9. 盗汗

易某，男，54 岁，2010 年 4 月 27 日因盗汗 10 年就诊。症见：盗汗，汗可湿衣。舌略红，苔薄黄，脉沉弦。高血压病史 20 余年，现血压 160/100mmHg。

诊断：盗汗。

辨证：阴血不足。

治法：滋阴养血。

方药：芍药甘草汤加减。生地黄 15g，白芍 15g，生甘草 6g，酸枣仁 15g，生大黄 6g，何首乌藤 15g，生龙骨、牡蛎各 30g。

冉话:盗汗一证，无非阴不足不能敛或是火浮于外不能收。此案患者舌红、脉弦，有阴血不足之象；有高血压病史，血压居高不下，有瘀浊阻隔之患。故以生地黄、白芍、酸枣仁滋阴养血，大黄荡涤肠腑气血，使浊去正安，何首乌藤养血安神，生龙骨、牡蛎收敛安神，甘草和中之用。

10. 盗汗、肺结节

齐某，女，45岁，2009年3月17日就诊。症见：月经时盗汗、齐颈而还；乳房经期胀满，患乳腺增生；月经停则盗汗自止。舌淡红，苔薄白，脉沉。

诊断：盗汗。

辨证：阴虚内热。

治法：滋阴清热。

方药：百合生地汤加减。生地黄15g，百合10g，知母10g，益母草10g，荆芥炭10g，浮小麦15g，炙甘草5g，大枣5枚，生牡蛎30g。

冉话：患者经血来潮时盗汗，经止则汗止，此失血耗阴伤气所致。月事来潮时肝肾躁动，肾火扰心，心气受伤故汗，因而经血止则心肾摄定，盗汗止。方用生地黄养阴清热，百合清肃肺热，知母坚阴；益母草舒和血脉，缓肝气之急；荆芥炭引入表，疗表虚，可止汗；甘、麦、大枣合牡蛎，安心气、收敛止汗。

2009年6月26日二诊：患者服药后盗汗止。此次就诊因体检时发现肺结节，故求治。

二方：瓜蒌10g，黄连5g，半夏10g，昆布10g，海藻10g，瓦楞子10g，桃仁5g，牡丹皮10g，赤芍、白芍各10g。

冉话：患者无他症，仅因影像检查就诊。肺为金，属阳明，治法当以清肃阳明为法。患者不咳，不专从肺脏入手，故以小陷胸汤通降阳明，使上焦得于清净，再辅以软坚化结、活血化瘀之药疗之。

2009年7月21日三诊：患者睡眠改善，偶咳，脉沉细。

三方：守方加赤芍、白芍各5g，夏枯草5g。

学生体会：治法不变，稍事加减。

11. 乏力

慧某，女，47岁，2009年10月26日就诊。症见：乏力，血压低，贫血；纳眠差。舌暗，脉沉细。

诊断：乏力。

辨证：血虚失养。

治法：养血安神。

方药：百合生地汤加减。生地黄 10g，百合 9g，茯苓 15g，合欢皮 9g，白芍 10g，夜交藤 15g，五味子 9g。

冉话： 乏力可因气虚，也可因血虚，不可紧盯人参、黄芪不放。此患虽有阳病，但仍可从阴中求。方以生地黄、百合、白芍养阴，茯苓健脾，夜交藤及合欢皮舒和血脉、养血安神，五味子补肾收摄。

12. 下肢水肿

孟某，女，44 岁，2010 年 7 月 13 日因双下肢水肿 4 年就诊。症见：双下肢水肿，头胀、不清醒；眠差，小便可，大便 2 ～ 3 日一行。脉沉细。有高血压病史。

诊断：水肿。

辨证：寒湿下注。

治法：温寒利湿。

方药：四妙丸加减。苍术 9g，黑附片 10g，怀牛膝 10g，炒薏苡仁 15g，蚕沙 10g，木瓜 9g，泽泻 9g。

冉话： 水病责之三脏，即肺、脾、肾。肺为水之上源，主宣发肃降，可通调水道；脾主运化，运化水液；肾主水，司膀胱。《素问·经脉别论》将三脏功能串联起来，说："饮入于胃，游溢精气，上输于脾，脾气散精，上归于肺，通调入道，下输膀胱，水精四布，五经并行，合于四时五脏阴阳，揆度以为常也。" 患者小便顺畅，是肾气尚可；其头胀不清、大便不畅，当从脾肺入手疗之。

方以四妙丸化裁。原方黄柏苦寒、除湿热，于此方纯湿无益。夫湿必于阴寒之处而生，可见太阳普照、空旷通风之所生出苔藓？故以附子替之温寒化湿。牛膝、薏苡仁利湿下行；蚕沙、木瓜疗湿邪困顿于腰腿，为湿肿专药；泽泻利水消肿，启上焦之闭。此方专从利湿着手，无补肾之意。

13. 奔豚气

谢某，女，21 岁，2009 年 12 月 22 日就诊。症见：后背有发热、气上冲感，每天 3 ～ 4 次；有恐惧感，胃脘胀；失眠，晚上 12 点之前困倦而难入睡，凌晨 1 点后可入眠。服抑郁药治疗。

诊断：奔豚气。

辨证：肝气上迫。

治法：舒达肝气。

方药：桂枝加桂汤加减。桂枝 10g，白芍 10g，炙甘草 6g，浮小麦 15g，肉桂 3g，生姜 3 片 g，大枣 7 枚。

病解：奔豚气发作有诸因，如外寒引动，肾水泛滥，肝气下陷。究本案病因，乃肾气有积之故。此案患者后背发热上冲，症似奔豚，其发作部位为太阳经，故以疗"针处被寒，核起而赤者"之桂枝加桂汤主之，以期能起肾气、通卫阳。入浮小麦为养心定志之用。

学生体会：此案患者如仅为外感诱发，服方当愈；如有情志困扰，当以调肝肾收功。

14. 后背热

尚某，女，68 岁，2010 年 3 月 23 日因反复后背发热 4 年就诊。现症见：后背发热，始发病时为腰部发热，劳累后易发；心悸、易疲。舌暗，苔薄白，脉沉弦。

诊断：背热。

辨证：营卫不和。

治法：养血清热。

方药：桂枝加葛根汤加减。葛根 15g，桂枝 10g，白芍 10g，炙甘草 6g，黄芩 9g，大枣 7 枚，生姜 3 片。

冉话：后背属太阳，疗后背诸疾，宜多从此经考虑。患者初发病时，以腰热为主，现逐步向上移动，是经脉渐不得荣之故。葛根可起阴气，可引脾精、肾水上输腰背；桂枝汤配合"啜热稀粥"，可疏风解表，此案不饮热粥，药力可荣气血，作补方。黄芩清血中之热，因久病热瘀。

15. 头皮麻木

郑某，男，42 岁，2009 年 4 月 21 日因发作性头皮麻木 2 年就诊。症见：头皮麻木、眼睛胀，休息欠佳或生气后出现，发作频繁，发作时可伴小便频、急；无恶风寒，有早搏病史多年。脉沉细，略滑，时一止。2008 年曾查及脑囊肿。

诊断：头皮麻木。

辨证：血虚不足。

治法：养血通络。

方药：四物汤加减。赤芍、白芍各 10g，炙甘草 10g，苍术 10g，藁本 10g，蔓荆子 10g，当归 10g，川芎 5g，天麻 10g，钩藤 5g。

冉话：痹证多属实证，而麻木多属虚证，例如黄芪桂枝五物汤证之血痹。此案患者头皮不荣，频发早搏，脉时而一止，其血脉不充不养知矣；其麻木非一直存在，症状属轻；休息或生气时发作，说明气血受损或受阻时均可加重上症。但气血不荣，为何独头皮麻木，面口、四肢为何不麻？因此病虽以虚为本，然夹风夹湿，病发日久还可夹带瘀火；患者无恶风寒，只说明风寒未在经络之间，仅在头皮之腠理，故有局部症状而无全身之反应。其他兼症，皆不过血虚所致耳。

故处方以养血通络之法，方用四物汤加减。当归养血，辛温上行，川芎气血双行，辛温上达，芍药借芎、归之力上至头面，养血活血，不用地黄因其质阴，力偏于下。此案患者血虚为本，夹风夹湿，故以定风草（天麻）养血而祛风；藁本、蔓荆子既可祛风通络，又可引药力上行；苍术开表祛湿；钩藤清散瘀火，共为一剂。

2009 年 5 月 26 日二诊：患者头麻止，不生气则不发；药后嗜睡、心悸，早搏增多。

二方：炙甘草 10g，桂枝 10g，生地黄 15g，麦冬 10g，酸枣仁 10g，阿胶 10g，党参 10g，生姜 3 片，大枣 7 枚。

冉话：患者服养血通络之方，头麻症止；然血随药力上荣头面，心主失养，故而昏蒙不安，发嗜睡、心悸。炙甘草汤为善后之方，除可养心主之官，还可防头麻复发。

学术思想

川派中医药名家系列丛书

冉先德

清末民初是一个大动荡、大变革的时期。

当时西学东渐，中西文化不断对冲，中国的传统医学居然数次面临被政府废止的危机。在这一时期，一批批勇敢而优秀的中医人挺身而出，护卫国医，为中医学的存续作出了不可磨灭的贡献。冉先德老师的父亲冉雪峰先生，就是其中的杰出代表。

冉雪峰先生在学术上始终坚持"中学"，崇尚经典，认为其在"科学发达之今日，尚有未企及体到处"。在其父的深远影响下，冉先德老师自幼便在古汉语、古文字、训诂学、古诗词等方面下足功夫，这也为其中医学造诣能够达到日后的高度，打下了坚实的基础。

有阴就会有阳，有冲突也会有交融，冉雪峰先生虽反对学术的全盘西化，但同时也提出要"拮中西之长，会古今之通"，他告诉冉先德老师"中医西医化，而不盲从西医，中药科学化，而不盲从科学，其亦不无小补于近代化中医之用与"。

在当时这种中西汇通思潮的影响下，冉先德老师一方面秉承古训家学，另一方面强调诊疗的科学化、规范化。他认真参考和尊重西医学的认识观和方法论，在临证中提出西法中用、西药中用。这在疑难疾病的诊治中，往往凸显出其独特优势。

冉先德老师学闻广博，善于发现问题和找出症结。他运用中西科学思维方法，独辟疑难解决之路径；他从传统中医文化中，摘采精华，广泛授之于众。他取得的医学成就，除了与其家学渊源有关外，更与其严谨的治学态度、治学方法和开拓效捷的思维方法关系极大。他极力推崇唐代以前的医学成果，尤其多崇尚伤寒、温病等经典大家的学术经验；他对宋元及清代时期的医学著作，常建议以审慎的态度选择吸收。在本书中，读者可明显感受到冉先德老师鲜明的经方派特征，也可发现其独具特色的冉氏家传医学特点。

一、博采众家，吸纳精华

在冉先德老师从事医疗临床教学的数十年里，他一直坚持博取众家之长，甄别精华糟粕，广纳各方资料，纵览诸子百家所论。他善于运用分类、比较、归纳、演绎等逻辑思维方法，择取前人学术精华；不落陈窠，所学知识均认真思考、加以总结，并能将其创新地运用于临床。他所著的《中华药海》《冉氏释名本草》等书，就处处体现出他的治学特点。

冉氏认为：学习中医，首先需要热爱祖国传统文化，还应有接纳业界多元文化的宽广心怀。从事中医者，必须广泛阅读，钻研历代各家著要。他常常于课堂中勉励学生，要学古人"诵三坟，读五典"（注：三坟指伏羲、神农、黄帝的书；五典指少昊、颛顼、帝喾、唐尧、虞舜的书）。他强调避免偏执，既需汲取各家之长，也要发现各家之短，从而贯通融会。他提出读书必须潜心体会、用心感知，尤其是在研读中医前贤著作之时。他认为要学会运用多种读书工具辅助学习，如《汉语大字典》《康熙字典》《训诂学》《方音律学》等；反复辨析经典中的文字，方能掌握其中要义。

冉老师所著《白话中医古籍丛书》《中华药海》《冉氏释名本草》等书，即以百家著述为基础，录冉氏发挥创新之语，并附其多年临证之体会以兹佐证。迄今，冉先德老师很多医疗教学的精彩篇章学生们仍铭记在心，时常津津乐道；他对于很多名方的创新使用可谓"用之临床，迭效连连"。他汇通古今，发阐中西要义，对中医学的理论临床理解独到，临证常有"鬼斧神工"之妙。

二、继承家学，勤于创新

冉氏家族从元代以来，业中医各科，尤以内科、经方名噪医界。从清以降，因冉氏家传中医在内科、外科、妇科、儿科、养老保健、治未病等方面的卓越成效，冉氏一门有数名中医前辈应召入宫，担任御医之职。

冉先德烈祖冉天星（1683—1760），生逢乾隆盛世，继承家学，深谙医道，精内、外、妇、儿诸科和养生延年之学，通诗赋，擅书法，享誉江南。后奉诏进京，入乾隆朝太医院，供职10年，深得乾隆帝赏识，为冉氏第一代御医。天祖冉泰丰（1730—1819），自幼随父读书习医，聪慧好学，医术精良，为嘉庆年间御医。高祖冉佑祖（1765—1850）生于嘉庆年间，成名于道光年间，是道光时太医。曾祖冉启新（1793—1869）、祖父冉作楫（1823—1910）均医术超群，医风淳朴，同在咸丰年间为太医。冉作楫被曾国藩招至幕下任军医官，直到告老还乡，深受曾国藩倚重。父亲冉雪峰（1879—1963），我国著名中医药学家、中医教育家。冉雪峰 1919 年当选为湖北省中西医会第一届正会长，1923 年独资创办湖北私立中医专门学校，为中医事业的传承与发展作出了杰出的贡献；中华人民共和国成立后担任全国政协委员、中华医学会总会常务理事、卫生部中医研究学术委员会副主任兼高干外宾治疗室主任等职务。中国历代皇室设太医之制已越千年，太医之多不可胜数，但如冉氏家族绵延五代、历时百余年为太医者，绝无前例。

冉氏家族中，世代业医，治病以宗经崇典、擅明医理、审病精准、用药轻灵而著称。冉先德老师在诊证、制方、治药等方面，充分汲取历代先贤经验，结合自己丰富的临证所得，加之运用自己家传绝技诊治疑难疾病，疗效往往超乎一般人的想象，临证思路更令他人折服。在冉先德老师所擅长的内科杂病中，他始终遵循气血阴阳平衡的医理，只有"阴平阳秘"，才能使人达到"正气存内"，才能"气血各守其乡"，终致疾病痊愈，邪退正安。

冉先德老师组方选药尤宗《黄帝内经》《伤寒论》《金匮要略》《温病条辨》《神农本草经》等经典，但他从不拘泥于原方原法生搬硬套。有些医家临证时迂腐到方药之斤两均不能变，这是冉老师所不赞同的。老师认为，治病需认准阴阳失衡的关键所在，扶阳滋阴、温阳益气等各方药物，必须有严格的章法和固守。

他使用药物用量不轻易逾矩，遵照古方剂量、参照药典规定，评审现代药理，谨慎用药。他常教导学生"是药总有三分毒"。很多缠绵难愈的慢性病患，生命似附于游丝，正气已大受戕害；对于此类患者，冉老师用药味数常极少，药量则极轻，处方药味往往为 6 ～ 8 味，少则 2 ～ 3 味，用药量只有其平常用量的 1/2 ～ 1/3。

冉先德老师要求学生需认证准确、用药精当，练就似武林高手一般的"一招制敌"的功夫，攻邪制邪于毫厘之处，不能有任何差池。在处方治药中，应以"巧劲""效巧"巧妙地根除疾病，又对体内正气毫发不伤，或调动自我抗病力祛邪于外，似"四两拨千斤"的太极高手。冉先德老师的临床经验中，精彩纷呈，多有奇效，常令学习者耳目一新，茅塞顿开，技艺增进。

临证中他重视气阴的调理。在很多慢性内伤病、老年性疾病、老年养身保健、治未病过程中，他尤推崇借鉴六味地黄丸、生脉饮的组方原则，并推陈出新地创制了较多新方、效方，如冉氏金丹、冉氏天地乾坤散等。在调气养阴的中老年养生治病方面，他承继家学，总结弘扬冉派学术，在业界独树一帜。

冉先德老师特别强调：五脏主藏精气，阴精阳气是互根的。生理上，气能生精，精化为气；病理上，气虚可伤阴，阴亏可致气虚。另外，气阴耗伤，还可以导致多种本虚标实之变证。气能生津摄液，气虚则水湿内生，痰饮潴留，痰湿郁久尚可化热；阴虚生内热，肝肾阴亏，肝阳上亢，或阳化内风，上扰清宫，或肝旺克土，脾胃受伤；气为血之帅，气虚则血行无力，瘀阻脉络，或又使痰湿夹风，窜行游走，又致络阻痹著等。

体内阴阳，终守共轭，为人之本。阴阳互生，阴阳互根，阴阳平衡是冉先德老师临证教习中常提醒和演示于学生的重点。他提出对于初习者，甚至从医多年的人都必须也应当首辨阴阳。只有把握好阴阳失衡的具体状态，才能以药物的阴阳偏性，用处方的阴阳治相，对身体失衡的状态加以纠正，使得疾病康复。他常以"天平秤"作喻，处方中药物就如同两边的砝码，加减毫厘，都会出现某一方的倾斜。从认证阴阳准确，到处方中选用规范，用量的精细准确，直至服药时的用量时辰，用方时期的长短，他均处处遵循"阴阳平衡"之理。

他让学生们牢记"（用药）量变导致质变""（病程）时变导致病变"等唯物辩证观，教导学生科学地看待疾病变化，并以此辅助疾病诊疗。因此，他巧妙地使得对古文不太熟悉的西医大夫、外籍学生理解并掌握了"伤寒六经传变""温病气血津液变化""证型进展演化"等比较难懂的中医疾病现象，突出地说明注重"阴阳平衡"为中医最重要的核心。他始终不变地谆谆教导学生：看病就是"调理阴阳"，中医就是"阴阳医生"，这是亘古不变的道理，也是中医最主要的精髓。

三、创新达变，师古通今

冉先德老师崇尚经典，但更提倡"守法尤贵达变，读典更应思歧"的治学方法。正如他教导学生所说的那样，"知古不泥古，仿古而有创新，方能成良医、大医"。正是他"法乎古而衡于今，有神化之妙"，辨病临证，才能灵活巧应，不落俗套，不入窠臼。

临床中部分慢性病、疑难病、难治病，常有痰饮作祟，冉老师治从经典入手，多遵《金匮要略》仲景治痰饮法。寻常医识，虑慢性疑难患者必有虚证，临证多用补肺、脾、肾之药；但细究仲景所述之法，痰饮以实证较多，虚证描述较少；冉老师以祛邪法为主，此一点是从高处着眼，合于仲景思想。他苦心教育习医者：“祛邪才是最好的扶正之法，祛邪才是最捷的补虚之途。”

冉老师在临证治疗痰湿证如是，在治疗水饮证更如是。他始终坚持从内外阴阳平衡、正邪相互抗争的角度去思考，要求尽最大努力、最快之速达到“邪去正安”，这正是其“一招制敌”之术的具体表现。他从不固守某一治法，汗、吐、下、和、温、清、消、补灵活运用，但只要有一丝邪证，就会有一丝“攻法”。

当邪去之期，他必用扶正大略，且尤其注重肺肾的调理。肺为气之主，肾为气之根，《内经》谓肾脉从肾上贯肝膈，入肺中，循喉咙，达舌本。肺主全身脏腑之气，肾为气之根源，肺肾又是子母之脏，金水相生，因而肺之虚，多由肾涸所致。慢病恢复期，必有气不足、阴液伤。所以冉老师此时多用益肺补肾之品，以六味地黄丸、生脉饮化裁治之，不轻用过分燥烈之药。

在临床治疗时，时有辨证繁难、杂病较多、相互掣肘的情况，如内外合病、表里同病等，此时冉老师就会教习学生应用“冉氏宣法”去处方用药。

“宣法”是冉氏中医治法中较独特的治法之一。《尔雅释训》言：“宣，通也。”《说文》言：“交覆深屋也。”徐铉曰：“从回风回转所以宣阴阳。”古代“宣”字指古建筑偏屋之回廊，有曲曲折折、层层叠叠之意。临床上，很多疑难病及慢性病，尤其内分泌代谢系统方面疾病、神经精神心理障碍方面疾病，各种治法收效甚微；但冉老师在结合古代中医八法的治疗优势基础上，避其不足，以“宣法”治之，常有不凡疗效。从他应用“宣法”代表方剂之一“蒿芩清胆汤”治疗多种疾病的临床经验总结中，读者可一窥其风貌。

“宣法”应用如同层层剥茧，点点抽丝，重点在注重脏腑表里内外、气血津液循行通畅，其组方用药，无不顺应人体本身生理规律，“因人成事”“顺势而为”体现了大医者修为高妙，而呈“无为而治”的境界。

一个“宣”字，凸显了冉先德老师在治病方面，抓主症、找病根、合生理的高超治学功底。

“宣”者，贯通也，人身气血通畅为要，畅通气血则何来痹阻疼痛，何来神乱气乏？！

"宣"者有"发散、扬弃"之意，寒凝、痰蕴、气滞、血瘀、食积，莫不以"散"之为效，"通"以为法，"大气一转，其气乃散"，何有内外邪留恋之所？！

关于宣法，冉先德老师之父冉雪峰老中医曾这样说："宣之范围较广，内外寒热，气血虚实咸赖"，"如病窍在表，则外发而宣之，如病窍在里，则下夺而宣之，病窍在寒，则温煦以宣之，病窍在热，则清释以宣之"。

冉氏宣法代表方剂，如防风通圣散、达原饮等，现代多派医者也有应用，诸家理解或有不同，读者可众采之。临床上，双解散、五积散等名方也可认为是"宣法"之剂，应对各科难治性杂病，不失为一招手段。

现代医家有擅用小柴胡者，提出宣法类同和法。冉先德老师则指出：

宣方、和方也有差别侧重。宣方为宣通剂，和方为调和剂，释字识义，似有前偏攻、后偏补，前稍峻猛、后尤和缓之意。然"宣通""调和"，均有推陈致新之用，临证、实践几可互参，几能互佐。

诚如《冉氏方剂学》中所言："宣通剂与各方剂相关密切，可以互通……与和剂相关尤切，其方几半可互易。人体一部分郁滞，则他部分牵制不舒，宣然后能和，一组织物质缺乏，则全组织停顿不进，然后能宣，宣可去壅，气郁、火郁、湿郁、痰郁、血郁、食郁，分有余微甚，各随其病机所宜而疗之，病变纷繁，统括于一宣剂内。宣剂之相关密切，应用广袤于如此……苟果体认会通，则此法已寓于各方之中，而各方并可兼用此法……至脏器之分泌，液腺之渗滤，神经之牵制，内分泌之抑制促助，在与贯通作用有关，不宁与各剂治疗相关已也。"

而调和剂以"柴胡剂"为代表，从仲景始，历千百年来，视为和解祖方。患病者，乃人体功能状态失和，不论中西医疗法，无一不是人体失和，而以求其内外状态平和为目的。调和剂以调和、平缓为原则，但也兼有汗、吐、下、温、清、宣、补各法之用。"表不和则汗之，里不和则吐之、下之，寒热偏胜，则温之清之，虚实相乘，则宣之、补之，是治疗者，乃求人体之所以病也。"柴胡类方也是熔各治法为一炉的普济世方。

四、处方独到，精准取效

冉先德老师治病处方极为审慎，其遵从家学、崇尚经方，是一位严谨但灵活的现代经方大家。每当临床治病时，一旦病机找准，用药开方，化繁为简，多用经方，但不拘泥原方，抓住经典古方核心，用其原话，意旨找出"方眼""方魂""方义"表达，不是原方，神似原方。

此番功夫，得益于其秉承家族传统，饱读熟记各家经典，非几代人的临床传习，无近百年的临床实践，怎能达到那种高度？作者在与冉老师朝夕相处的时期，无比感动于老师对学问的追求、探索的精神、孜孜不倦钻研修习的勤奋付出。

冉老师在教习初学者时，对于方剂的掌握他从不苛求原方照搬，只要努力突出辨证本意、治法重点，往往都会给予首肯。在临证处方中，他一旦认准辨证病机，便汇聚处方中既有之力，直入敌营，或攻补兼施，或表里同解，或升清降浊……入则必纠体内阴阳之偏盛；以本草之性味，或寒热温凉，或辛甘酸苦，进则当使人之血气平和。

他要求处方用药重点突出，着重之点就是阴阳的偏盛，一定以处方药品偏盛针对体内阴阳偏盛，从而使人体达到矛盾化解、阴阳平衡的健康状态。他的处方从不含混，阴阳属性突出，寒热温凉，攻邪扶正，井然有序，泾渭分明。冉先德老师常戏谑称其处方"爱憎分明"，此正诚如先生之人格也。

如治"某室女痛经"案中，少女经行愈年，每月痛经，诸医束手，需以大量镇痛、镇静药，方可暂缓其痛楚。审以前众医者之方，要么金铃子散、失笑散、四逆散，要么多是良附丸、香乌散等。老师径以陈皮、干姜、炙甘草组方，以辛温行气为法，寥寥三味药，而使数月痛经病豁然得愈。此方实为橘皮生姜汤、橘皮枳壳生姜汤、独圣散、甘草干姜汤化裁而出，方将生姜易为干姜，甘草易为炙甘草。橘皮辛、苦、温，干姜辛、温，甘草甘、平，三药合用，开络散瘀，温经行气，荣血扶正，对少女寒凝气滞、血虚体弱者的痛经，往往有效如桴鼓之应。

冉老师临床用方，反复告诫学生们一定要明确处方应用的"的症"，只有明确此点，明确用药的靶点，才能做到"有的放矢"。"的症"实则就是临床应用中一定要抓"的"主症或核心证候；"主症"顾名思义，就是在患者的所有症状中，最根本、最主要、最亟须解决的症状，它决定了疾病的本质，决定了治疗的主要方向。

冉老师强调，要从病因、病位、病性去分析剖解，才能明确疾病的根本，从而胸有成竹地遣方用药，这样才能收效卓著。要想拥有这种功夫，他提出一定要从经典的《伤寒论》《金匮要略》《黄帝内经》《神农本草经》等古中医经典入手，逐字逐句地分析、推敲，结合经络学说、本草药性、药理、归经相互作用、处方宜忌等，反复地实践认识、归纳，才能找出"的症"，抓住疾病治疗的核心。

观前文所述"室女痛经案"方药：

"甘草干姜汤"原治"太阳证误汗，胃中阳虚，吐逆咽干，烦躁而厥"及"肺痿，吐涎沫而不咳不渴，头眩，遗尿，小便数"，后推广为治"上虚不能治下，肺中冷"。病患下焦、中焦有寒饮，不能化气为津液，上焦阳气不足，可呈现吐逆、头眩、遗尿、小便数，一派寒邪伏里之象。

橘皮：《神农本草经》载"苦、辛、温，主胸中瘕热，逆气，利水谷……下气"。其导痰散结消滞、利水破瘕宣壅力确。

此案患者痛经逾年，主症为寒凝气滞为痛，病机寒邪伏藏于内；而用上述方药，均在"寒"字做文章，都以"温通"为表现。故辨证时抓住病变核心，处方用药就能取得较好疗效。

冉老师在临床实践中，常教导学生遵循以下原则才能使药方达到"事半功倍"的效果，切忌"杀敌一千，自损八百"。其意即如患者服霸药，虽治疗后疾病可痊愈，但身体元能也将损耗巨大，得不偿失。

①他反复强调："是药都有三分毒。"他甚少使用有毒性的药物，在有毒药物的使用上，从不孟浪、含糊。即使在应用制川乌、草乌治疗寒湿痹证时，他也会反复叮嘱患者要先煎、久煎、蜜煎，且用药中病即止。马兜铃、关木通具有肾毒性，冉老师在应用时会反复斟酌，会将宜忌考虑清楚明晰，相关的青木香、天仙藤、川木通等药也是如此。

②药物用量，按规定使用：在处方药物、用量上，他严格遵照国家药典法定剂量。临床上，他结合历代大家的习用原则，参考《伤寒论》《金匮要略》所用方中的药物剂量及比例，摸索出"量－效"使用原则，常以"量变导致质变"的事物变化规律来提醒学生，提醒学生不可迷恋重药重剂。他以仲景的"大承气汤""小承气汤""调胃承气汤"为例，生动地反复讲解，强调药物用量与临床宜忌、作用、药效差异存在有机联系。

③药量小，药味少，处方精干：冉老师用药处方，"量少而精"；虽方简药少，但仍可力起沉疴。其愈病根本在于冉老师辨证精确，充分抓住了疾病病机，找准

了"主症";另外则是因为他充分掌握了药物的性味归经、药理、现代用途、科研实验结果,遂可使一药代一方、一方为一药,结合病机精准审辨,故能做到效如桴鼓。他坚持"阴生阳长""阴阳平衡",始终秉承"调动患者自身的抗病力、主动修复能力为第一要务"的观点,强调不能"越俎代庖",大包大揽。他认为此举反而不利于体内正气的恢复,会干扰自身。

④注意药物的寒热温凉,铭记药物的辛甘酸苦:中医处方,从某种层面上讲,实质是寻求平衡的过程,即利用药物的偏性,纠正人体内部的阴阳偏差。所以冉老师总是强调,一定要将常用本草的性味烂熟于胸,这样才能在抓住矛盾主要方面的同时,找出解决矛盾的方法。他反对"一锅粥"式的大包围、大药方,"拦河网式"的处方用药,提出要处处体现处方的针对性和精悍点。

⑤注意"引经药",不让处方"无所适从":引经药,他形象地称为"舟楫之用",并以药物的助能剂、催化剂、催化药做比喻。如化痰散结开郁的温胆汤,合用不同的引经药,就会在皮肤、脑髓、肺部、肾脏、脾胃等不同位置产生不同的药理作用。引经药的选用,他建议博览众家,如在头及脑部病变,可用白芷、辛夷,在皮肤常用蝉蜕、蛇蜕等。在他所治的医案中该类例子俯拾皆是。

⑥外邪致病,用药要留后路,让出门户:外邪留滞盘桓于体内,致气血失和,机体失能。冉老师在处方中,必考虑给邪以出路,中医经典所认识的邪出路径不外乎汗液、痰液、大小便,或呕哕。他在临证处方中,卫表腠理、中焦脾胃、肾与膀胱都会置于首位给予考虑,尽量不让"邪入于里,闭门留寇"。

五、中西汇通,古今纵横

冉先德老师作为一代名医冉雪峰的嫡传子,医学思维方式受冉雪峰影响巨大。冉雪峰为近现代的中医大家,与"衷中参西"的"汇通派"代表人物张锡纯被共誉为"南冉北张"。冉氏学派素有兼容并蓄而并取的治学风格,主张努力汲取一切有利于医学发展,以及提高临床疗效的各种知识理论、技术方法,观冉雪峰所著《大同药物学》可窥见一斑。冉先德老师受家学熏陶,自己又兼具坚实的现代自然科学基础,所以在临床实践中,他针对疑难病或临床治疗较棘手的病症,常结合现代解剖知识、西医诊断、现代常用的治疗方法、临床预后等深加斟酌并慎重处方。如同以"偏瘫""中风"为表现的神经系统疾病、脑血管意外、脱髓鞘疾病，冉先德老师即便辨证同为寒郁、痰湿证型，也要分别从疾病的现代病因、病理、发病的流行病学特点、主要现代检查的异同、疾病的康复、复发预后等各方面加以详细的鉴别，并虚心向西医工作者或相关专科医生请教学习，做到心中明晰清楚，最后再结合中医的辨证方法、中药药物的现代药理研究等知识，将中西医熔为一炉，古今治法同化一体，精准辨证而融合施治。

　　现以"冉氏金丹"中两味主要药物"红景天""肉苁蓉"的组方为例，进一步说明冉先德老师应用中西医知识的高超能力。"冉氏金丹"主要适用人群为亚健康人群，疾病恢复期患者，术后失血康复期患者，以及多种慢性疾病患者症见易疲乏、身软无力、气短、纳差、失眠、心悸等气血不足者。现代药理学研究证明，红景天可抗缺氧、抗疲劳、促红细胞增生，加强心脏收缩力，提高脑皮层细胞的兴奋性等。肉苁蓉可增加腺体分泌及重量，抗衰老，降低色素沉着，有类激素样作用。从中医本草学的生长特点观察：红景天，辛、微苦、温，入心、肺、肾经，温心阳，散肺寒，防脱力劳伤。肉苁蓉，咸、温、微苦，入肾、心经，温肾壮阳，令人有子，续绝伤。前者生长于高海拔地区的雪山上，后者生长于较低海拔的西北沙漠土壤中，无啻于取其"阴""阳"之性。阴阳平衡一体，寓意"天""地"相交，阴阳相互依存、平衡，正合"阴在内，阳之守也；阳在外，阴之使也""阴者，藏精而起亟也""阳者，卫外而为固也……""阴平阳秘，精神乃治"的中医古老医理。

　　冉先德老师临证不离西医学及科学基础，也遵从中医的古老治疗原则。"近取诸身，远取诸物"，他以人体气血循行的顺逆规律，结合各种自然现象，阴阳四时五行的演变，用"类比""归纳""演绎推断"等方法，进行全面而完整的中医辨证施治。这无不体现"人与天地相应的整体观"，突出了中医学基础理论、诊疗方法中最光辉灿烂的方面。

　　脉诊在中医临诊中占有较重要的位置。不论是古今医著理论阐析，还是历代中医大家应用实践，脉诊内容都是不可或缺的，也是最基本的。

　　冉老师在长期的教学实践中，针对学生"心中了了，指下难明"的学习状态，不拘泥于描述"如盘走珠""轻刀刮竹""如按葱管"等传统书籍不明确的脉诊用语，而选择配合物理学概念讲述脉体、脉型等难于直观把握的脉学知识，他的讲授深入浅出，形象生动，让学生很快能够认识并初步掌握脉学的基本概念和要领。

①脉诊可反映血管的大小、长短、压力、压强、摩擦力、管腔管壁弹性等方面的变化，也可反映血管内涡流、层流、湍流等流体力学的改变。

②通过脉搏的强弱程度（压力、压强）判断浮、紧、芤、弱、濡、细、洪等脉型。

③从脉搏搏动的高低深浅，推测浮、沉。

④通过脉搏的摩擦力大小，推辨涩、滑、濡、革、结。

⑤从弹性高低程度揣摩弦、紧、细、弱。

⑥从脉形感知的长短，明白短、细、长、弱、洪。

⑦从搏动的次数，知晓促、代、结、缓。

⑧结合现代检验学知识，体会贫血、高黏滞血症、高凝血症、血脂异常等均有相应的洪、数、涩、濡、细、沉等改变。

以上只是冉老师讲解脉学的点滴方面，但对初学脉学者具有较大的启发作用。

六、因材施教，诲人不倦

冉老师除繁重的门诊业务外，还常年担任当时卫生部西学中班（广安门医院）的教学主任，承担中医经典授课和临床带教任务。他具有良好的教育学基础，且家学渊源，并有扎实的中国文化功底、丰富的文学底蕴，因此听他授课，收获多多、乐趣多多。

《内经》教本，主要沿用他与王洪图教授合编的《内经》白话文本；在教授运气学七篇大论时，他推荐学生以方药中、任应秋等名老中医的注释本为重点参考书籍。

《伤寒论》的学习，他推荐《冉注伤寒论》《读过伤寒论》（陈伯坛著）、《伤寒论浅注》为重要必读参考书。除此之外，冉老师认为，通过研习《温病条辨》，反复揣摩对照领会《伤寒论》中的重要条文及处方方义，也不失为一种方法。

中药学学习中，他要求一定要通读《神农本草经》原文，并了解《本草乘雅半偈》《新修本草》《本草纲目》《本经疏证》《大同药物学》，且提出应及时追踪了解中药的现代研究进展和临床应用体会。

温病理论学习，他推荐《伤寒温疫条辨》《温疫论》《吴鞠通医案》等作为深入参考书。

在临床实习阶段，他常推荐《临证指南医案》《杂病广要》《医心方》《本事方》《经方实验录》《冉雪峰八法效方举隅》《濒湖脉学》等，上书以做临证对照总结，有启发之用。

在各家流派及各科专业学习中，他推荐的必读书目有《脾胃论》《医门法律》《寿世保元》《张氏医通》《徐大椿医书七种》《傅青主女科》《医林改错》《血证论》《医学衷中参西录》等。

针对学生的古文字水平参差不齐，他推荐的常备工具书有《古汉语字典》《辞源》《说文解字》《康熙字典》，可随时查阅释疑。

由于长期带教西学中班，冉老师需面对很多无任何中医基础的西医大夫，他不仅让大家理解认同中医的基本观点和理论，也直面中医之不足。他通过课堂教学、临床诊治等方面，逐步展示出中医的独特优势、中医学的长处。他帮助学生了解和领会中医几千年发展的脉络和未来趋势，逐渐将学生们引进中医的殿堂，成为中医药的拥趸，中医药的卫护者和承继者。

在临床带习学生时，除按照正规的带教程序外，冉老师还有其他多种多样的教学方法：

①基本教学：由老师按"四诊"要求针对病人施治，学生对每一病例如实记录。这是最常用的方式，此种方式适用于无中医基础的学生。

②举一反三：针对常见病例、病症，要求学生掌握基本的辨证方法，往往"从病证、证候"着眼，抓"主症""要症"，提纲挈领，以常达变。

③无中心教学：西学中班的学生，往往有一定的西医学基础，对一个需全新认识的医学学科，接受的过程相对漫长，并且思维往往有"西医"的惯性方式，在中医临证时，不免主观性较强，缺乏灵活性。冉先德老师针对此点，多用以下方法带教：对学生实习病例采取"不设限制，不轻易否认，鼓励学生先行先试、自我独立"临诊之方针；学生分列"理法方药"交呈老师，由他逐一点评，最后形成完整处方和诊疗措施。

④突出重点：在中医药诊疗过程中，方药的选择是至关重要的。冉氏家族有三百年御医传承，在临床处方用药方面积累了很多独到的经验，也保存了很多单

方、秘方以及特殊制药方法。冉先德老师在授之于学生时，往往不厌其烦地讲解其方药订立的本意、方剂的历史沿革，并结合各派用药优劣性、各家诊疗特点、各门用药经验、中药现代研究等加以综合分析。这不仅让学习者对药物的针对性、独特性及方药宜忌等有所了解，还开阔了学生的临床视野，同时又授予了学生一种独立思考的方法。这对于学生日后快速有效地学习积累，开展中西医研究，是具有极大帮助的。

⑤生动灵活，不落窠臼：冉先德老师具有扎实的中国古文字、古诗词底蕴，因此在讲解中医学的本草药物、方剂组成时，特别能显出古朴生动、活泼动感的韵味，让学生耳目一新，永记心里。

例如在讲解中药"麻黄"时：

一般授课者大多泛泛而谈：麻黄，辛、苦、温，入肺、膀胱经，可发汗、平喘、利水，其代表方剂有《伤寒论》中治风寒表实的麻黄汤，治太阳病发汗后、汗出而喘的麻杏石甘汤。

而冉老师则从"麻黄"释名开讲：麻，味也，有苦、辛辣刺激的味道；以其辛，故入肺经，苦，可兼入手少阴，行走气血。麻味带辣及灼感，所以性温。黄为土之正色，其生长地正是多在黄土高原沙地之中。辛辣之物多有开通之用，《本经》言此物"主中风伤寒头痛，温疟，发表出汗，去邪热气，止咳逆上气，除寒热，破癥坚积聚"，前部为麻黄习用之法，末尾"破癥坚积聚"五字，正合性味用途，提醒麻黄有"温通除滞"的作用。

他列举《金匮要略》麻黄杏仁薏苡甘草汤证，"病者一身尽疼，发热，日晡所剧者，名风湿。此病伤于汗出当风，或久伤取冷所致也"，以及《外科全生集》阳和汤用治"鹤膝风、贴骨疽及一切阴疽"，强调麻黄的辛温通散作用。

紧接着他联系性地讲解"寒者温之"：

寒为冬天的主行之气，冬日至寒，常示春暖将至，大地阳气可渐复苏。用药需上律天时，下袭水土，故而寒以温之。此正合宋·王安石《元日》所描述："爆竹声中一岁除，春风送暖入屠苏。千门万户曈曈日，总把新桃换旧符。"

（屠苏：屠苏酒，是流传最早的药酒之一，相传屠苏酒的创方者为华佗，后又为张仲景、孙思邈、李时珍等诸多名家所推崇。孙思邈的《备急千金要方》中记载：饮屠苏，岁旦辟疫气，不染瘟疫及伤寒。屠苏酒的组方中，君药即为麻黄。

清末民族英雄林则徐更有"正是中原薪胆日，谁能高枕醉屠苏"的名句。屠苏酒组方：麻黄、干姜、苍术、细辛、桔梗、防风、川椒、肉桂、黄酒等。)

从上文可以看出，冉老师讲解一味中药麻黄，不仅使学生对药物的性味归经、药理主治、生长环境、方剂配伍有了基本的了解，还让学生涉足了相关的中医预防知识、中华民俗文化、诗歌名句名言等内容。冉老师将各界知识融会贯通，授课能一以贯之，这让授课变得形象、鲜活、生动、有趣，也让学生有甘之如饴的感觉。这是冉老师教育工作的重要特点。

教学之道深入于内，更可浅出于外。冉老师的教学与治学，不但工于医，且更知于文。他有广博的知识，更有独特的精专门道，有超越一般的认识，还有炉火纯青的技术；他拥有丰富深厚的学养继承，更兼大胆的创新和探索。这是数百年冉氏中医流派传承浸润给冉先德老师的感悟，更是他一生追求的荣光。

七、医食同源，药膳共养

冉老师不仅是一代中医名家，还是一位美食家，更是一位弘扬中国饮食文化的热心人、传播者。中医大师兼具庖厨喜好，素来就有"古风"，医食同源，古今亦然。冉老师在临床之余，广泛收集国内饮食文化传说，历经数年尽考各地名菜佳肴，抢救复原传统名菜的操作技艺，精心规范其操作流程，他与夫人瞿弦音（饮食烹饪专家、学者）一起主编了《中国热菜大全》《中国凉菜大全》《中国小吃大全》等专著，记录了一大批濒临失传的地方菜制法，创新地将中国菜系进行了新的分类。

在国务院提出"人人享有健康"的"八五"计划时期，冉先德老师与其门人钟强主编《美容饮膳指南》，该书记载了冉氏中医学派的常用方、家传秘方，以及美容养生、皮肤修复、改善常见皮肤病等方面的适用方法和经验。书中对疾病的临床表现、病因病机、药膳制作、食用宜忌、处方沿革、历史传说等都有比较精彩的笔墨。

冉老师在治病的后期阶段，常以单味药物告知患者，嘱其代茶或以药膳，以此养体内正气，复活身体抗病力。如对肝病患者，常以单味药"绿萼梅"代茶饮，以其疏肝、和胃、化痰散结。冉老师认为其花色洁白、香味极浓，有"花中君子"之美誉；最优之处为其性平，可理气疏血、醒脾和胃，且无伤阴之弊，尤适宜老幼或病后虚弱者服用。

在心脏病或血液病、血管性疾病的治疗调摄时，冉老师常推荐"玫瑰花"单味煎汤或浸酒、熬膏，取其"香气芳郁，清而不浊，和而不猛，柔肝理胃，行气活血，宣通塞滞，散瘀辟秽"。

作为有着丰厚学识的中医学家，冉老师遵从自然，提倡因势而为，常提醒学生一花一草皆为有情之物，应惜之爱之，对大自然的恩赐不能不屑一顾，更不容暴殄天物，所以在疾病调摄时常推荐"葱豉汤""青芹饮""昆仑粥"（昆仑瓜即茄子，有散风祛斑止痒之功）等，均可用作饮食疗养。

药食同根，药可致病，食也可致病。冉老师常叮嘱病人，多需安定心神、沉静休息，另忌饮冷食寒，忌酒、面、辛香燥烈之物，需处处注意后天之气的调护。

在慢性病的调护中，冉老师更注意药粥的服用，在《美容饮膳指南》书中就载有诸多药粥的制法和应用。他常告诫学生，病人胃气差，药的服用会加重胃的负担，影响肠胃的吸收，尤其在疾病后期或大病初愈阶段，脾胃之气缓缓复原，切不可戕害中气，反伤脾胃，"欲速则不达"。粥糜调养，固护胃气，不失为较好的对策。

八、药方精悍，大道至简

冉老师作为道地的经方大家，具有冉派中医独特的本草理论和应用经验，用药极其简练精到。在临床用药的统计中，他处方中惯用的药物不多，不超过百味。现列举于下，以供参考：

疏风解表：麻黄、细辛、桂枝、生姜、荆芥、柴胡、白芷、葱白、薄荷、浮萍。

养阴生津：地黄、麦冬、五味子、玄参、天花粉。

清热泻火：黄连、黄芩、黄柏、栀子。

淡渗利湿：茯苓、猪苓、滑石、灯心草、防己、淡竹叶。

温中散寒：附子、干姜、乌头、肉桂、白豆蔻、胡芦巴、巴戟天、小茴香、高良姜。

补中益气：人参、白术、甘草、黄芪、大枣。

活血化瘀：蒲黄、苏木、当归、川芎、红花、茜草。

平肝息风：白芍、天麻、龟甲、龙骨、牡蛎。

理气化湿：苍术、枳壳、厚朴、陈皮、砂仁。

宣肺祛痰：桑白皮、杏仁、半夏、紫菀、款冬花。

消食导滞：谷芽、麦芽、神曲、山楂。

泻下逐水：大黄、玄明粉、麻仁、葶苈子、蟋蟀。

从上述统计中可以看出，冉老师习用药味不多，但其中大多为仲景《伤寒论》《金匮要略》所用药例，且大多为《神农本草经》所载的中上品药物，多为历代名医处方常用、习用之品。诸药均为冉氏中药学重点，现代药理也多有全面、细致的研究。这正是冉老师临证"宗古遵古、融汇中西"的实际体现。

冉老师临证处方药味精少，从不芜杂，多为4～8味药，绝少超过10味。他组方遵守古训，"君、臣、佐、使"法度森严。如治疗寒湿停聚、食积中焦、瘀血作痛的"冉氏温脾汤"：良姜、乌药、香附、五灵脂、木香、砂仁。又如治血虚郁冒的"新白薇汤"：白薇、当归、炙甘草、党参/人参、鹿衔草、仙鹤草（此方较许叔微白薇汤原方增加了鹿衔草、仙鹤草两味，加强了补虚养血、益肝肾的功效）。再如治疗急慢性扁桃体炎、咽喉炎的"冉氏亮嗓汤"，也不过只有莲子心、山豆根、生甘草、桔梗、胖大海五味药。此类组方，不可胜数，虽药味组成简单，但药力药效与许多复方、大方相比，毫不逊色。

冉老师认为治病用药制方，应遵守《内经》所述的阴阳五行、藏象、经络等理论原则，需在根本上把握疾病的发展变化，要分清标本缓急，可从三因着眼，即所谓"因人、因时、因地"制宜。

冉老师强调，治病本身为补偏救弊。病轻药重，必伤害人体；药轻病重，则又不足以愈病。"毒药治病，不宜过量""是药都有三分毒""补药或是索命方"，均是他教习时的名言。

《素问·至真要大论》言："气有多少，病有盛衰，治有缓急，方有大小……气有高下，病有远近，证有中外，治有轻重，适其治所故也。"《素问·五常政大论》言："病有久新，方有大小，有毒无毒，固宜常制矣。大毒治病，十去其七；小毒治病，十去其八；无毒治病，十去其九；谷肉果菜，食养尽之，无使过之，伤其正也。"

病将愈或药方力薄时，必以饮食营养以助药力，扶持正气，这样方能更好地达到治疗目的。

冉老师在医疗职业生涯里，无不依从中医学的根本原则。他始终坚持从经典出发，且重视实践，最终成为一代大师！

学术传承

川派中医药名家系列丛书

冉先德

冉氏传承谱系

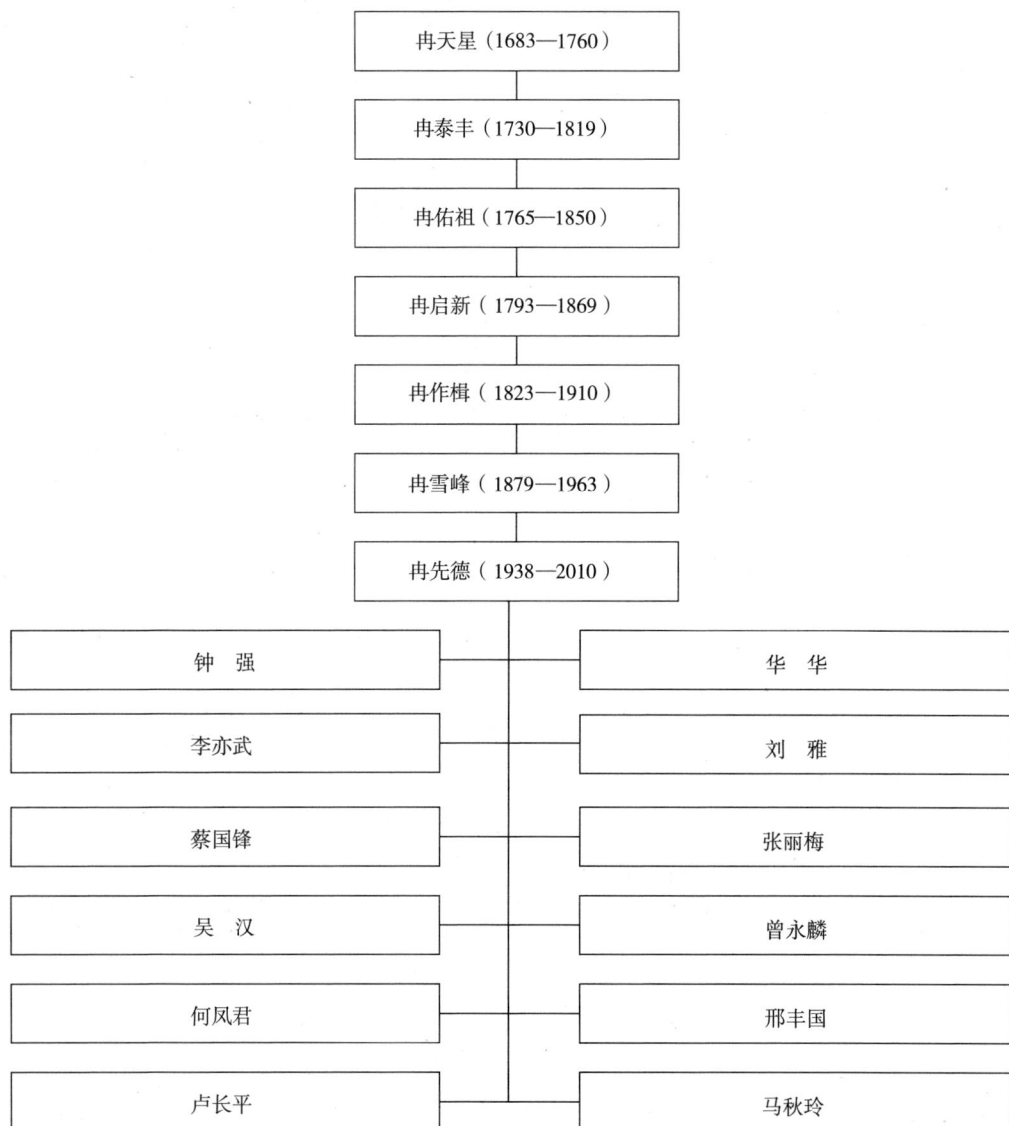

冉氏传承谱系

冉天星（1683—1760）

冉泰丰（1730—1819）

冉佑祖（1765—1850）

冉启新（1793—1869）

冉作楫（1823—1910）

冉雪峰（1879—1963）

冉先德（1938—2010）

钟　强	华　华
李亦武	刘　雅
蔡国锋	张丽梅
吴　汉	曾永麟
何凤君	邢丰国
卢长平	马秋玲

钟强

钟强（1963—　），主任医师，四川省中西医结合医院神经内科主任，四川省名中医，四川省中医药管理局学术和技术带头人，原四川省卫生厅学术和技术带头人后备人选，四川省中西医结合学会神经内科专业委员会常务委员，中国中医药学会脑病研究会专委，四川省中医药学会亚健康专业委员会委员，四川省康复医学会第四届理事会理事，四川省全科医学会委员，成都市脑心同治专业委员会常务委员。

1991—1993 年于中国中医研究院广安门医院参加西学中班学习，此期间拜师冉先德老师。从事中西医结合神经内科临床工作 30 余年，于国家及省级学术刊物发表学术论文 20 余篇，主编和合编学术专著 6 部约 120 万字。

华华

华华（1966—　），主任医师，中国中医科学院广安门医院皮肤科专家，北京市中医药学会仲景专业委员会常务委员，北京市中医药学会皮肤科分会常务委员，中华中医药学会皮肤科分会委员。

2008—2011 年经过考试选拔成为北京中医药"薪火传承 3+3 工程"冉雪峰名老中医工作室临床型学术继承人，跟随第七代冉氏医学传人冉先德先生整理冉雪峰医学经验。从事皮肤科临床工作 20 余年，年均门诊量 1.2 万人，临床重视中医经典、重视西医病因分析，善于西为中用。主持完成所级课题 2 项，参与其他各级课题 6 项。发表论文论著 20 篇，其中第一作者及通讯作者 14 篇。

刘雅

刘雅（1959—　），主任医师，任职于中国中医科学院广安门医院眼科。

1989 年 10 月—1991 年 7 月参加中国中医研究院广安门医院西学中班学习，此期间拜师冉先德老师。从事眼科工作 30 余年，熟练掌握各类眼科疾病的诊断和治疗。发表论文及刊物 10 余篇，承担国家中医药管理局科研课题 3 项，先后负责新药二期临床试验工作 8 项。

张丽梅

张丽梅（1971—　　），主任医师，中国中医科学院广安门医院供职，中华医学会心血管分会委员，老年病学会分会会员。

2008 年作为传承人进入北京中医药"薪火传承 3+3 工程"冉雪峰名老中医工作室工作。坚持心血管病临床工作 20 余年。负责并承担各级科研课题 4 项。发表学术论文 20 余篇，其中 SCI 收录 5 篇。

李亦武

李亦武（1963—　　），同济大学教授、博士研究生导师，湖北省第十届人民代表大会代表，武汉市第十二届人民代表大会代表，武汉同济现代医药科技股份有限公司董事长兼总经理，武汉市人大常委会教科文卫委员会委员；湖北省执业药师协会副会长，湖北省药理学会常务理事，武汉市药理学会常务理事，武汉执业药师协会副会长，湖北省科技进步奖评审专家，湖北省科技厅、发改委、经委重大科技项目评审专家。

1990—1992 年于中国中医研究院广安门医院参加西学中班学习，此期间拜师冉先德老师。先后承担科技部"863"重大科技专项、国家发改委高新技术示范工程项目、国家工信部重点产业振兴项目；主要研究成果曾获湖北省科学技术进步奖一等奖、三等奖，武汉市科学技术进步奖二等奖，武汉市科技成果转化突出贡献奖。主研的"便乃通"曾获中国专利技术博览会金奖，并被列入国家火炬计划、国家科技部"863"计划。在国家级期刊上发表论文 20 余篇，参与编撰《中华药海》等 7 部专著。

蔡国锋

蔡国锋（1970—　　），副主任医师，任职于中共中央办公厅警卫局。从事医疗保健工作数十年。2000 年起拜冉先德老师为师，并跟师学习。

吴汉

吴汉（1974—　　），主治医师。家传中医四代；创办北京馨康堂，任院长。

2001—2003 年于中国中医研究院广安门医院参加西学中班学习，此期间拜师冉先德老师。参与编撰《中华药海（精华本）》。

卢长平

卢长平（1950—　），主治医师，英国中医药学会会员，曾任英国 Dr.China 医药集团业务总监。

1991—1993 年于中国中医研究院广安门医院参加西学中班学习，此期间拜师冉先德老师。参编《中华药海》《新校正本草纲目》《美容饮膳指南》等书。

邢丰国

邢丰国（1953—　），主治医师，河南省南阳市新野县中医医院副院长，河南省基层优秀中医，南阳市名中医，市级中西医结合学术带头人。

1991—1993 年于中国中医研究院广安门医院参加西学中班学习，此期间拜师冉先德老师；于省级学术刊物发表学术论文 10 余篇，参与编撰《中华药海》。

曾永麟

曾永麟（1956—　），主任中医师，云南省玉溪市通海县中医医院院长，云南省优秀中医师，市级学术技术带头人。

1991—1993 年于中国中医研究院广安门医院参加西学中班学习，此期间拜师冉先德老师。

马秋玲

马秋玲（1969—　），主治医师，北京普祥医院从事全科诊疗工作。

2001—2003 年于中国中医研究院广安门医院参加西学中班学习，此期间拜师冉先德老师。参与编撰《冉雪峰医著全集》等冉氏相关著作 3 部。

何凤君

何凤君（1964—　），副主任医师，辽宁省本钢南芬医院中西医结合科专家。

1991—1993 年于中国中医研究院广安门医院参加西学中班学习，此期间拜师冉先德老师，系统学习冉氏流派理论及临床经验两年。参与编撰《中华药海》及《新校正本草纲目》。

传承简记

一、先德老师逝世五七日忆师临诊纪念

20 余年前，余有幸赴京，入卫生部"西学中"班学习，深感祖国医学之博大精妙，并亲见中医治病之魅力，以虔诚之心，拜全国名老中医冉雪峰之子冉先德老师门下，三易寒暑，侍于恩师左右，得师耳提面命，扫去旧有偏见，苦习中医，小有所成。无奈天妒英才，老师于庚寅年霜降日驾鹤西行，恸哭恩师，特书"医坛先锋杏林圣贤，至上师德为霞满天"以资悼念。今恨吾笔拙，不能将吾师处方神韵展示于此，但心诚意实，小录验案三则，权作"五七日纪念"！

1. 顽固性荨麻疹案

时逢京城求学，辽宁潘医师，年届五旬，荨麻疹宿疾又复发作，痛痒叠加，抓挠不停，寝食难安。学友莫不同情，陪同赴同仁、协和就医，收效甚微。冉师以大黄、蝉蜕研粉服之，应如桴鼓。

大黄辈实乃本草悍将，荡涤肠胃，摧城拔寨，勇猛急驰，有将军之称。先师尤推崇，《本经》言其"推陈致新"。其虽色黄，但为西方肺金正品。"皮毛"之疾，习用大黄。蝉蜕一味，用乎于心，实得温病大家杨栗山嫡传，至贱之品，于秽污之地，一气清扬，辛凉发散，助将军推陈之力，血热表里，堪称绝对。

2. 孕妇感冒案

女工张某，身孕半年，孟春外感，头身疼痛，流涕鼻塞，心烦不宁，胸闷厌食，顾虑多多，求于中医。老师以薄荷、豆豉，煎汤频服，不出半日，症状悉除。

冉师运用经方，常得心应手，有精妙之巧。本案有孕在身，用药岂能孟浪，医患均小心局促。《本经》言薄荷"主伤寒，发汗，恶气贼风，宿食不消"；《冉氏本草》言其"轻清上浮，清扬透散，收敛浮越，能升能降……竹叶不及此之浓郁，菖蒲不及此之清扬，冷气森森，婀娜含刚健……"。仲景方有栀子豉汤治太阳病、阳明病，冉师则以"薄豉汤"疗孕妇外感症。个中缘由，值得玩味。

3.肝硬化腹水案

余大成患肝硬化，腹大如鼓，行卧则喘，体型干瘦，皮肤黧黑，每日呻吟困苦，西医认为已过手术最佳时机，延以中药治疗。先师急则治标，投以葶苈大枣泻肺汤，后以补益中州、温运化湿法，使腹水消散，机体向愈。

葶苈大枣泻肺汤出《金匮要略·肺痿肺痈咳嗽上气病脉证治》，主治肺痈、喘、不得卧等症。世人应用多拘泥于肺系实证，《冉氏方剂学》认为此方"治实证不足异，治虚证乃足异"。本案系肝病腹水，迁延数月，西医断其不治，虚之又虚，命在旦夕。冉师处方，尊仲景原方，大枣先煮而不久煮，视其下部通泻，观其消息，或频服或顿服，重用多用，方冀回生。推闸开去，治蓄水、蓄血、停饮、痰浊，先师莫不告诫，下手姑息，实乃助纣为虐。虚实之辨，当慎之又慎。

弟子钟强
庚寅年小雪后五日
2010 年感恩节夜

二、跟师学习生活简记

1.叩首拜师

1993 年农历三月初八日是冉先德老师 55 岁生日，早春的京城，尚有些许寒意，在北京学习了几年，对春天的来临有着莫名的欢喜和期盼。清晨起来，哥几个从广安门内大街坐上了到龙潭湖的公交车，到站后再兴致勃勃地步行去冉老师在劲松西口的家中。树上的白玉兰有的已在早春争俏似地绽放，劲松西口的早市也是熙熙攘攘的。穿过了卖心里美萝卜、水芹菜、大土豆、洋白菜的街市，眼前的塔楼 903 室就是先生的家。由于先生先天眼疾，视力较差，所以每遇教学或临诊时间耽搁，回家乘公交、行路很不方便，护送的任务往往由我们来完成，到师父家就如回自己家，路自然非常熟悉，师父家的电话号码我至今仍能脱口而出。

两居室的家略显局促，但透着满满的温暖与爱意，我们四人分别找地儿坐在小小的客厅。师父宽阔的脸庞刚刮了胡须，腮帮处还留有青色，褐黄色的羊绒衫、灰色的长裤，简洁大方，充满着活力。他面露喜色、不停地说着："大家坐下，不客气哟！"面对正逢寿辰的师父，心里惦记着拟定将行的拜师礼仪，大家都有些拘谨，毕竟"一日为师，终身为父"，这里面包含着相互的责任和信赖。

我们将冉老师拥坐到靠墙的沙发，就齐刷刷地跪在他前面，奉上了一杯白开水（冉老师不嗜茶），点上了一支万宝路（他喜抽外烟，曾对云南的曾永麟师兄说道：云烟有青草味），"感谢冉老师教导之恩，并祝冉老师长寿"。他慈祥地点着头，满脸悦色地说道："免啦！免啦！50年代末，张锡纯去世后，由我父亲代他教习的、在天津的几个弟子，他们数次来京看望我父亲，虽然几个弟子年岁都比较大了，有的都七十多岁了，但见师父那也是跪拜行大礼啰！我父亲就说：'都新社会了，不兴这个！不兴这个！'但他心里头很高兴哟！"

我们几人（辽宁沈阳卢长平、云南玉溪曾永麟、河南南阳邢丰国、四川达州钟强）共同呈上了拜师礼物——全套《汉语大字典》和一对棕红色的细瓷花瓶。冉老师接过了拜师礼物，又分别回赠了礼品。我得到的是《圣济实录》（全册），扉页有冉老师的亲笔题字"才高八斗，学富五车"，此为勉励之语，更是奋斗的目标。但视冉老师的学识与才情，此言于老师最为恰当，"学习无止境，学海苦作舟"，冉老师即是我们学习的典范！

2. 写作"闻"字

冉老师有着很丰厚的文字功底，他曾接受过师范中文系的学习，又有传统的家学渊源，素有"爬格子"的嗜好。闲暇时间，他从来手不释卷，但由于患有眼疾，每次看书、写字时都非常吃力，并且头眼位置几乎抵近纸面。我们都常怀敬佩之意地说："老师不单是看书写字，你是在'（鼻）闻'书、'品（味）'字，基本是用中医四诊功夫在学习。"

是啊，"望而知之谓之神，闻而知之谓之圣"，只有像冉老师这样的医学大家，对待知识、文化、传统有一种神圣的使命感，有一颗神圣的责任心，最终才能步入中医文化神圣的殿堂。

冉老师在指导我写作的时候常说"文章千古事，得失寸心知"，"文章表述做到信、达、雅，此三点不可或缺"。在我初期写作时，他数次修改稿子，严格地要求我，一定要从一字一句、标点符号、规范做起。他在整理冉氏医著时，拿出冉雪峰师爷的颜体小楷原稿，让我们学习鉴赏。看着前辈精湛的语句表达，力透纸背的书法功底，记述的行文流畅……使得我们体会到勤奋、细致的深刻蕴意。

《中华药海》书稿校审时，冉老师也是通宵达旦地一句一页、一篇一节地审看纠误，由于用眼过度，出现眼底出血，视力急剧下降，不得不静息数日。而师爷冉雪峰晚年仍笔耕不辍，抱病写作《冉注伤寒论》直到生命最后一刻。他们对中医事业的热爱，对中医事业的传承，以一生之力，燃生命之炬，举起中医复兴的旗帜，指引着后学不断地前进。

3. "魄门"印象

1992 年晚秋，逢师母赴黄山出差，冉老师患痔病，行手术治疗，就在外科大楼的一间大病房住了两日，我和曾永麟、邢丰国三人负责那两天的日常护理和三餐饮食。心里惦着冉老师做了手术，想让他胃口大开，多吃点东西，增进些营养，特地做了红烧五花肉，我独自思忖，冉老师川人喜川味，就附带加了一匙豆瓣辣酱，还乐颠颠地与师兄几个一起送到病房，怎料想老师刚吃一口就停了下来，问："怎么放了辣椒呢？"我只好嗫嚅地回答："只有一点豆瓣酱……""不行呀！不行呀！辣椒要不得！要不得！""肛肠手术，魄门有损哟！下焦火毒所聚，哪能火上添油？！……魄门通肺，如有所伤，肺气失调，宗气耗竭……静息养气为上。"我们当日自责了许久，确实辛辣之品，性辛烈热炽，耗津灼液，伤气动血，术后病人宜忌。冉老师病中以自己病情做例子，生动地讲述了魄门与五脏、与肺气的关系。

《难经·四十四难》曰："七冲门何在？……下极为魄门。"清·叶霖《难经正义》说："下极为魄门者，魄门即肛门也。魄古与粕通，言食饮至此，精华已去，止存形质糟粕，故曰魄门也。"《素问注证发微》说："肺藏魄，肛门上通于大肠，大肠与肺为表里，故亦可称之为魄门。"《素问·五脏别论》中"魄门亦为五脏使"，强调了魄门的开启功能正常与否与五脏有密切联系。魄门的开闭，大便的排泄依赖于心神的主宰，肺气的宣降，脾气的升提，胃气的通畅，肝气的条达，肾气的固摄，它与五脏在生理上、病理上密切相关。我们只认为是一个单纯的肛门直肠疾病，单纯的一个痔瘘手术，从一个较单纯的层面看问题，而经冉老师提醒点拨，我们意识到，再小的疾病都应从中医整体辨证论的角度出发，再小的疾病与五脏六腑都有关系，而这点正是中医的全面性、灵活性所在。

4. 诗词启蒙

冉老师临诊教学时，从不固守己见，总以灵活辨证的观点，贯穿于整个教学活动中，在讲解治法所用方剂、方药时，总不免以流传甚广的文坛人物和故事做媒介，以诗词寓意衬托，用诗人之道德品格对照，以方药寄情，以方药明礼，使呆板千年的每一味中药、每一组成方都被赋予了鲜活的生命、灵动的价值。这无不昭示出，当中医、开中药就是性守于"礼义"，行守于"礼义"，是恪守传统规范，继承发扬中华传统文化之举。

冉老师要求我们平时多多练习，勤奋苦读，将来自有功成之时。他曾就唐代朱庆馀、张籍两诗人的赠与诗指导我们鉴赏，并将诗中的含义很直观地进行讲解。

唐·朱庆馀《近试上张水部》

洞房昨夜停红烛，待晓堂前拜舅姑。

妆罢低声问夫婿，画眉深浅入时无。

唐·张籍《酬朱庆馀》

越女新妆出镜心，自知明艳更沉吟。

齐纨未足时人贵，一曲菱歌敌万金。

这文人相重，酬答俱妙，留下了千古佳话。冉老师说，学者虽心惴"入时无"，身须"更沉吟"，做学问更应如此，切记"水满罐不响，半罐响叮当"，你是千里马，伯乐终归会相上你的。

在讲解方剂中的轻剂、重剂时，为突出讲课的效果，也便于学生记忆，他会以经典的柳词、苏词的对比穿插于课堂中，使得学习更有情趣，将轻与重、攻与补、快与缓，巧妙地融入一段脍炙人口的诗话中，使文化雅韵满堂，久久绕梁不去。他讲南宋俞文豹《吹剑续录》记载，东坡在玉堂，有幕士善讴，因问："我词比柳词何如？"对曰："柳郎中词，只好十七八女孩儿，执红牙笏板，唱'杨柳岸，晓风残月'；学士词须关西大汉，执铁板，唱'大江东去'。公为之绝倒。"

冉老师以轻剂比作柳词，重剂喻作苏词，一个小家碧玉，一个风卷残月。但这也不尽然，就如同柳永作《望海潮》，一扫温柔婉艳之风，也似有豪放纵情之概。中药轻剂用之巧妙，也可有雷霆万钧之力。这就是辩证地看待中医，辩证地使用中医药，只有这样，也唯有这样，才能步入中医的"正大光明"殿。

最后附诗一首，献给酷爱中华文化，把一生献给中医文化事业的敬爱的老师——冉先德。

深秋望北

燕山秋染菊花黄，先生杏林傲骨香；

冷雨抚琴诉思念，泪滴弹筝恸愁肠。

雁阵霜天南飞去，鹤鸣晴空到云上；

愿作春来报喜鸟，频传佳讯慰师长。

丁酉霜降前

川派中医药名家系列丛书

论著提要

冉先德

一、论文

1.《从理法方药看中医药学特色》（冉先德、孙振东等发表于《河北中医》1988 年第 5 期）

冉先德从一名中医学者角度出发，对中医药学进行了深刻、透彻的剖析，对今人针对中医药学产生的质疑进行了批评，期望读者能够理解中医药学的理论内涵及其存在的价值和意义。

论文指出：中医药学在其发展的历史过程中，形成了独特的思维方式、理论体系，如果不能尊重其发展的自然规律，死板地用西医学眼光看待和研究中医药学，则势必走向一条死胡同。文章从理法方药入手，以四大经典为材料支撑，由源头至支流，分阶段、分层次地讲解中医药学。论文语言精练，逻辑清晰，论据充分，层次分明，如在中医的认识方面，提出：

初识理：以《黄帝内经》原文为例，阐述中医药学看待人、自然、人与自然关系等问题的态度和观点。如《素问·宝命全形论》说："人以天地之气生，四时之法成。"《素问·六节藏象论》说："天食人以五气、地食人以五味……气和而生，津液相成，神乃自生。"又如《灵枢·岁露》说："人与天地相参也，与日月相应也。"冉老师分析了中医药学如何对人与自然规律产生认知，介绍了思想萌发的过程，也从中引申出中医药学防病、治病的规律。

次辨法：冉老师指出，法承于理，反映了中医药学的本质性内容。冉老师将其归纳为两方面，一为理论之法，二为方药之法。理论之法即阴阳之法，另如六经辨证、气血津液辨证、卫气营血辨证等即为阴阳之法更细致的分类方法。方药之法体现于君臣佐使，冉老师常云"量变导致质变"，如大黄少用可清热通瘀，重用则泻下通腑。故文中举例：小承气汤与厚朴三物汤两方药物相同，不同仅在各药用量上，通过药物剂量的变化，达到改变方剂作用靶点的效果。

再认方：方者，方向也。李阳波先生曾指出，中医开方即为开时间，时间即人与自然相互影响的重要纽带。中医开之方，并非简单药物的堆砌，而是基于中医药学对自然界理法的认知。冉老师撰文，介绍了方之历史由来，阐述了方之运用，表明了中医药学之方必须是在中医之理论指导下的排兵布阵，只有理通方能效佳，即如文章言："组方合理，用之得当，无力不是特殊方，组方杂乱，方不对证，良方亦见毒药。"

末评药：冉老师恳切地告诫读者，只有在中医理论下运用的药物方能称为"中药"，如摒弃了中药学的理、法、方，则"中药"不可谓存在。

论文从中医理法角度介绍了中药的构成、分类、特性，重点介绍了四气五味这一中药的特殊规律，指出只有用药依方，用方以法，用法以理，理、法、方、药保持高度一致，中医药才可谓存在，才能发挥其神奇的疗效。

2.《〈伤寒论〉中生姜、大枣同用之效浅析》（陈刚、冉先德发表于《贵阳中医学院学报》2006 年第 28 卷第 3 期）

该文特点如下：

（1）从经典出发讨论方药运用：生姜、大枣为平常药味，随手可得，故现今医师大多不以为然，多滥施、随施，而不深入探究其药理、药性；需知两药虽平常易得，但均有偏性，如使用恰当、得体可养人，用得胡乱同样可以偾事。故冉老师撰写此文，意图点醒医者，重视药物的联合作用及偏性。

《伤寒论》是中医学四大经典之一，在中医临床中有着不可替代的历史地位。古今学者均致力于《伤寒论》词句的研究、方药的推敲，这源于其遣方用药之古朴及严谨。《伤寒论》用药，少一药则缺，多一药则溢，以至于诸多名家纷纷进言：《伤寒论》原方效果最佳，如滥施加减，则不效甚或反效。

冉老师自幼研习《伤寒论》，对其条文可谓烂熟于心。此论文为冉老师对生姜、大枣合用原则进行反复推敲后之总结，为学者合理使用两药提供了临床的准绳。

（2）阴阳为宗旨，五调为细则：冉老师总结，《伤寒论》载方 112 首，姜枣同用方 33 首，而这所有姜枣同用方均为寒热错杂之方，因"阴阳者，天地之道也……生杀之本始，神明之府也，治病必求于本"。故冉老师认为，姜枣同用之本意即为调和阴阳。

冉老师列举五项姜枣阴阳通调之法，各用《伤寒论》原文及原方作解作答，使读者能切实领会、体察达变。其一者，调和营卫，桂枝汤法；其二者，调和表里，大青龙法；其三者，调和寒热，小青龙法；其四者，调和脏腑，炙甘草法；其五者，调和枢机，小柴胡法。五方均为医者耳熟能详、滚瓜烂熟之方，然若无冉师点破机关，则其中意趣不再，用药死板拘泥，何时能达古时仲景、叶桂之境？

冉老师用药少精而疗效颇佳，这有赖于其多年来对药物深刻的理解和体会。此文以经典为出发点，遵古而不泥古，为读者介绍了生姜、大枣同用之情形和适应方证，确是一篇临床价值颇高的论文。

3.《冉先德有关〈伤寒论〉医话选录》（华华发表于 2011 年国际（中日韩）经方学术会议第二届全国经方论坛暨经方应用高级研修班论文集）

该文概要如下：文章为冉先德老师弟子、中国中医科学院广安门医院华华主任医师于研修班发表之论文，其主要内容即冉老师对《伤寒论》方、论的分析，虽只寥寥数语，但却包含大师对经典的理解，发人深省。

论文包含四论：一论小青龙汤，冉老师从药物组成谈起，以《神农本草经》原文为分析依据，解释了仲景为何选用该药，言明了"温药治痰饮"这一根本原则。文中讲解了药物的加减变化，分析了"为何使用干姜""姜辛夏五味剂量的讲究""麻黄的去留"等问题。冉老师将一方讲为多方，启迪了读者的临床思维。

二论麻黄汤：冉老师指出，此方为发汗第一方，并就此问题将麻黄汤与大青龙汤、越婢汤、麻黄桂枝各半汤详细对比，分析药理药性，讨论为何麻黄汤为峻汗，而其他方不是，最终引申出君臣佐使、药量不可轻易孟浪等言。

三论辨热型：西医学诊察发热，常从热型入手，继而分析出疾病原因；冉老师指出中医学亦应通过辨热型来识证。《伤寒论》是中医学治疗外感疾病最重要的临床用书，其提出的六经辨证是阴阳理论的延伸；六经均有发热且特点各异，故辨明但寒不热、寒热交争等热型是正确选择六经方药的重要过程。

四论小柴胡汤：冉老师于此段阐明小柴胡汤证虚实夹杂的本质，点出"小柴胡汤（证）虽临床所现均为实证，即口苦、咽干、目眩、往来寒热、胸胁苦满、嘿嘿不欲饮食、心烦喜呕，但如无'血弱气尽，腠理开'，则不会变为少阳证"。冉老师点评小柴胡汤用法时指出：少阳证虚，用方时不可轻易减去人参、大枣。

全文为研修班讲习所用，短小但内容充实精悍，虽只有寥寥数语，但其是冉老师数十年寒暑研习经典所领悟之妙理，值得学者深入研究。

二、著作

冉先德老师虽自幼为目疾所困，但仍笔耕不辍，留下多部具有代表意义的作品，现将其部分主要著作介绍如下：

1.《中华药海》（1993 年，哈尔滨出版社）

《中华药海》是国家新闻出版总署"八五"期间 100 项重点出版图书之一。此书约 1300 万字、载药 8488 种、插图 6000 余幅，是当时出版的记载药物最多的一部中药专著。

冉老师受时任中央顾问委员会委员、前卫生部部长崔月犁同志委托，在全国范围内精心挑选大批中医、中西医结合专家任编委，集体创作，精心编排，详细审校，参阅古代本草 150 余种，旁及医籍方书、经史百家有关书籍 1000 余种，广收 1820—1991 年的国内外有关本草中药的文献资料，最终完成这部对现代中药科研、临床发展均有重大价值的巨著。

本书与其他书的不同之处在于：一般文献性中药工具书多重视现代药理药化研究，中药成分的实验室、临床研究等；而本书医药兼修，强调中药不离中医，将既往工具书中省略或不看重的中医文献部分加以补充和详细著述，并多在分析中药药理时加入中医医理的评析，使读者更充分地领略中医药独有的魅力。如"山芝麻"条下，在阐述其药效的同时，还详细地叙述了风热感冒、咳嗽、麻疹、痈肿、痔疮、疟腮等的病因病机；又如"毛叶荚"一条，冉氏用医理阐述为"祛风除湿，用于风湿骨痛，风寒湿痹阻关节，重痛不已；用本品辛散祛风，温能散寒，则寒湿皆去，故有祛风除湿之功，上述诸证用本品有效"。

本书问世以后，迅速成为 1993 年全国科技类十种畅销书籍之一。虽在此后发现书中有一些待订正和补充的问题，但瑕不掩瑜，它仍然是一部优秀的中药类书籍。该书为国家"八五"计划重点出版项目获奖图书，并于 2012 年获得中国中医科学院嘉奖。

本书具有浓重鲜明的冉氏风格，文字流畅，说理全面，核心突出，讲究实用。它既是一部中药工具书，也是一部临床参考资料，值得愿意研习冉老师学术思想、了解更多中医药知识的读者参阅。

2.《冉氏释名本草》（2008 年，湖南科学技术出版社）

本书精选常用中药 4488 味，考察植物形态、生长特性、历史典故、药用功效，兼论各药的性味归经、功效主治、用法用量、有毒无毒、配伍禁忌等。

释名，是中华传统文化独特的一门学科。书名"释名"，包含该著作所言之核心内容，成书之鲜明而生动的过程。冉老师对书中所载中药名称进行了考证、推断、阐述、解释：有从药物形态释名者，如"一枝箭【释名】本品柄长，纤细，先端钝或有小突尖，状似箭一支，故名"；也有从临床功用释名者，书中亦多有充满诗书气质、浪漫情怀的解释语。

冉老师将自我的学识修为、人生经历融入书籍阐释的过程中，名正而言顺，言顺而行端，行端而功成，这无不体现出传统道德的光辉，使得本书成为一本颇有意趣的中药类参考书籍。此《冉氏释名本草》既为专业书籍，亦为文学著作；读者阅览如能抛弃刻板的求证念想，多一点潇洒徜徉之心，则本书仍然值得一读和收藏。

3.《冉雪峰医著全集》（2004 年，京华出版社）

本书将冉雪峰先生医学著作进行重新整理并加以修订，为后人了解冉氏医学流派、冉雪峰先生临床思想精髓提供了重要支撑材料。

此书由冉小峰、冉先德牵头，门下众弟子参与，耗三年有余而成，在当时引起了抢购之热潮。但可惜该书印发量少，现几近绝版。所幸 2008 年"冉雪峰名家研究室"成立后，研究室同仁再次对冉雪峰遗著进行编校，重编书目，重订错简，以《冉雪峰医学全书》为名再版发行（中国中医药出版社 2014 年出版），出版的书目包括《冉雪峰本草讲义》《冉雪峰方剂讲义》《冉雪峰内经讲义》《冉雪峰注伤寒论》《冉雪峰八法效方》《冉雪峰医案医话》，读者可购阅此系列丛书以了解冉氏医学脉络。

另：冉雪峰先生著《冉注伤寒论》未毕，却驾鹤西去；冉老师本欲完成先父遗愿，完整《伤寒论注解》，怎奈病魔突袭，此实乃冉氏一门之憾事。

4.《美容饮膳指南》（1993 年，人民体育出版社）

冉先德老师既是中医名家，又是美食评论家、鉴赏家，他以药食同源为契，指导门人钟强等撰写了这部融日常饮膳、养生美容于一体，科学实用的美容专著。此书为第七届全国运动会献礼书目。

本书以身体部位为纲目，介绍了各种原因导致的形体、肌肤、容颜改变和相关疾病问题，并给出饮食膳肴调养治疗指南方案，介绍了许多秘藏的历代宫廷食疗方剂。如【紫癜】介绍如下：紫癜是指外伤或自发性的局限性的皮下和皮内出血……非外伤性的紫癜常见于出血性疾患……饮膳推荐炒血糯（《中国名菜精粹》）。

另外，本书第一次发表了许多冉氏家传七代、显效非常的美容单秘验方，如治疗白癜风的《冉氏家藏方》昆仑追风粥、治疗白皮病的黑皮饮等，故本书具有良好的研究前景及较高的收藏价值。

5.《(新校正) 本草纲目》(1994 年，中国国际广播出版社)

李时珍历时 27 年编成的《本草纲目》，全书 52 卷，各论 16 部，分 60 类。计收药 1892 种，附图 1109 幅，载方 1 万多首，是我国明以前药物学的总结性巨著。

冉老师召集指导门人钟强、何凤君等，以现存《本草纲目》善本，冉氏家藏《本草纲目》明万历三十一年癸卯（1603）夏良心、张鼎思（江西本）为参照范本，充分运用发挥冉老师在训诂学、目录学、版本学等方面丰富的研究经验、精深的造诣，对近代铅印本或影印古本存在的繁体竖排，或繁、简体字混用竖排，标点符号不规范，体例乖舛且无索引等诸多问题，对该书重新校对、注释、解析、标点，编辑成横排格式，使用简化汉字，书后另附笔画索引。全书 32 开，分别命名全本之一、二、三、四册。本书更加易读易懂且方便易带，易于查找参考，填补了问世以来没有简化汉字横排本的空白。

该书稿完成于 1993 年，正逢李时珍逝世 400 周年，也是《本草纲目》出版逾 400 周年，这是冉老师率弟子们为双纪念年献上的一份贺礼！

冉老师除著有上述论著以外，尚著有《白话中医古籍丛书》等专业书籍，并与其夫人瞿弦音共著《中国凉菜大全》《节庆家宴菜谱》《中国名菜系列丛书》等饮食类书籍，是中医界少有的著作等身的临床医家。

学术年谱

川派中医药名家系列丛书

冉先德

1938 年 4 月 8 日（农历三月初八日）出生于汉口，祖籍四川省巫山县黛溪镇（现重庆巫山大溪）

1938 年，为躲避战乱，全家迁往四川万县董家岩、关门石

1947 年，湖北省武汉市第六小学就读

1952—1956 年，随父亲赴重庆，于重庆市第二中学就读，并接受家学

1957—1958 年，随父迁往北京，于北京市第十四中学完成中学学业

1958—1960 年，北京师范学院学习

1961—1962 年，中国中医研究院中药所学习并临床侍诊父亲冉雪峰等中医名家

1963 年，其父冉雪峰逝世，跟师名老中医杨树千先生等，继续学习中医

1963—1965 年，中国中医研究院广安门医院跟师学习及临床见习

1965 年，正式任广安门医院中医医生，坐诊中医综合内科门诊

1982 年 1 月，与兄冉小峰一同整理冉雪峰遗著《冉注伤寒论》，由科学技术文献出版社出版

1986 年，兼职卫生部西学中班暨中国中医研究院西学中班教学工作，并任教学主任

1988 年 8 月，《白话中医古籍丛书》出版，崔月犁任主编，冉先德任执行主编；《白话中医古籍丛书——金匮要略》主编，由春秋出版社出版

1990 年 10 月，哈尔滨出版社出版《中国凉菜大全》

1993 年 6 月，人民体育出版社出版《美容饮膳指南》

1993 年 8 月，哈尔滨出版社出版《中华药海》

1994 年，人民体育出版社出版《节庆家宴菜谱——吃与养生丛书》

1994 年 8 月，中国国际广播出版社出版《（新校正）本草纲目》

1995 年 4 月，中国友谊出版公司出版《中国食经·热菜》

1997 年，与夫人瞿弦音一同写作中国名菜系列丛书，中国大地出版社出版

1998 年 12 月，人民体育出版社出版《保龄球高手速成》

1999 年，人民体育出版社出版《钓鱼与吃鱼》

2004 年 1 月，京华出版社出版《冉雪峰医著全集》

2007—2010 年，北京中医药"薪火传承 3+3 工程"启动，冉雪峰名老中医工作室成立，担任主要负责人

2008 年 4 月，湖南科学技术出版社出版《冉氏释名本草》

2010 年 5 月，东方出版社出版《中华药海（精华本）》

2010 年 10 月，因病逝世，享年 72 岁

编写后记

　　跟师学习，得师指导近 20 年，平时忙于临床，无暇文字记录，得幸于川派中医药名家经验专辑总结，忆冉老师平时所讲、所议、所导，老师的音容笑貌似就在眼前。作为西学中出身的我，深深折服于老师中医治疗的临证效果，有心将老师所授知识记牢。虽然很多传统中医概念一时半会难以理解，但在后来的运用学习中，我逐步掌握，渐渐释然，并能够做到举一反三、融会贯通。经近 30 年的中西医临床工作，我努力将老师的学术风格、学派的中医理论，规范于中医临床活动中，并在继承老师的临床技能技艺基础上，有所发扬光大，事业上小有收获，为病员服务，内心欣然。

　　本书将冉老师的经验略加总结，自感未能最大限度展示冉老师的中医大家风貌，但对冉老师平常亲授于我的方方面面，也还有所体现，现暂列于此，有遗漏处必定多多，也只好等来日详续。

　　在编写过程中，得到师母瞿弦音老师的肯定和指导，亲自给我讲述了很多师父从医的轶事趣闻，并提供了珍贵的历史资料。马秋玲、王宁、邓志、卢长平、刘兴郡、刘春刚、刘雅、邢丰国、张玉洁、张阳、张丽梅、李兴鹏、何霞、何风君、吴汉、杨秀芳、周丽娟、费娅丽、胡小明、胥佳、钟宇航、柴永刚、聂晨、郭梅芳子、唐敏、唐英英、夏桂丽、曾永麟、简立、蔡国锋、瞿然等多位同志也对课题组工作给予了极大的鼓励与支持，在此一并致谢！

钟强　谨致
2022 年 3 月

重要方剂索引

（按首字笔画排序）